A mulher e seus hormônios...
ENFIM EM PAZ

MALCOLM MONTGOMERY

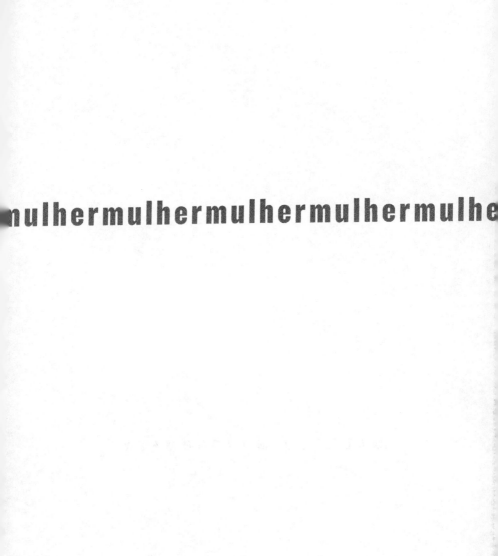

MALCOLM MONTGOMERY

A mulher e seus hormônios...
ENFIM EM PAZ

O universo feminino em suas fases

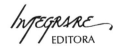

Copyright © 2006 Malcolm Montgomery
Copyright © 2006 Integrare Editora Ltda.

Publisher
Maurício Machado

Capa
Herbert Júnior/Usina Digital

Projeto gráfico e diagramação
Carla Castilho

Preparação de texto
Célia Regina Rodrigues de Lima

Revisão
Ceci Meira
Maria Mariano

Coordenação editorial
Fernando Nuno/Estúdio Sabiá

Dados Internacionais de Catalogação na Publicação (CIP)
(Câmara Brasileira do Livro, SP, Brasil)

Montgomery, Malcolm
   A mulher e seus hormônios... – enfim em paz
/ Malcolm Montgomery. – São Paulo : Integrare
Editora, 2006.

   ISBN 85-99362-05-4

   1. Feminilidade 2. Hormônios femininos
3. Mulheres - Aspectos psicológicos 4. Mulheres -
Saúde e higiene 5. Psiconeuroimunologia
6. Saúde da mulher I. Título

06-4362   CDD-612.405

Índices para catálogo sistemático:
1. Mulheres e hormônios: Medicina 612.405

Todos os direitos reservados à
INTEGRARE EDITORA LTDA.
Rua Tabapuã, 1123, 7º andar, conj. 71/74
04533-014 — São Paulo — SP
Tel. (11) 3815-3059 / 3812-1557
www.integrareeditora.com.br

*À Carla
Regina!*

Por que
Carla Regina?

Há alguns meses conheci Carla.

Qual foi a sensação???

*Hoje posso dizer que compreendi
o que o navegador sentiu quando avistou o Rio de Janeiro
nu em uma manhã de sol adentrando pelo mar.*

*E talvez também compreender a emoção de Tom Jobim
quando compôs o samba do avião ao avistar
a bela cidade do Rio de Janeiro minutos antes de aterrizar.*

*Só não sei precisar qual é a visão mais real
da beleza de nossas praias, morros e matas...*

Mas o que posso assegurar é a sensação!

Perplexidade!

Ajoelhar-se diante da beleza.

Foi o que senti quando a conheci.

*A mesma emoção que o navegador
e o mesmo sentimento do compositor.*

A beleza da brasilidade, a natureza em sua forma pura.

Na simplicidade a complexa magia do mistério da mulher.

Monarca absoluta dos movimentos lunares e hormonais.

*Protagonista de um olhar privilegiado pela luz de uma alma
transparente como as águas de um riacho.*

Corpo a esconder curvas e círculos de perfeição matemática.

*Morada do oculto moldada por células da noite
como a fêmea no cio, ética ao seu desejo.*

Ao sentir sua presença, em prece dedilharia
o rosário de meus encantamentos pela mulher.

Presença que naturalmente quebra todas as regras
que governam o amor civilizado.

Quem sabe hoje mais maduro
eu possa me reconstruir um artesão
e ela uma tecelã de uma delicada manta
que nos aquecerá por anos.

E por que não voltar a acreditar no amor!!!

Malcolm

S U M Á R I O

APRESENTAÇÃO Dr. Caio Parente Barbosa 15

INTRODUÇÃO 17

UMA VELHA E CONHECIDA FÁBULA .21

CAPÍTULO 1: OLHA A MINHA MENINA... 25
O desamparo neurológico do bebê 29
Sobre canções de ninar e contos de fadas 32
Companheiro fiel 34
Lições entre irmãos 38
Na contramão 41

CAPÍTULO 2: A REVOLUÇÃO HORMONAL 45
Entra em cena o estrogênio 48
O despertar do sexo 54
Sob o domínio do desejo 57

CAPÍTULO 3: O PODER FEMININO 63
Sinais sexuais 65
O mapa do prazer 70

CAPÍTULO 4: ENTRE A REALIDADE E A FANTASIA 75
À espera dos sinos, pombos e vulcões... 77
Felizes para sempre 80
Discutindo a relação 83

CAPÍTULO 5: A DOR DA MULHER 87

    Percepções corporais 89

    Migalhas de afeto 91

    Minha grande culpa 95

    O drama do aborto 97

    A importância de compartilhar 101

CAPÍTULO 6: MATERNIDADE E REPRODUÇÃO 105

    Entendendo o ciclo menstrual 107

    Gravidez: momento de crise 111

    Uma estranha em meu corpo 113

    Sentimentos em ebulição 114

    O desejo na gangorra 117

    Hora de nascer 119

    Depressão pós-parto 122

CAPÍTULO 7: O VALIOSO AUXÍLIO DOS HORMÔNIOS 125

    Planejamento familiar 128

    Alívio da TPM 134

    Vitalidade na menopausa 139

    Um grande mal-entendido 144

    Ameaça real 149

CAPÍTULO 8: CAMINHOS E POSSIBILIDADES 153

    A nova família 155

    A mulher-mãe 159

    O homem-pai 161

    Amor de outono 166

CONCLUSÃO: OUTRAS PALAVRAS 169

APRESENTAÇÃO

Querido Zé Vilson[*],

Estava indo para Natal com o nosso amigo Malcolm e recebi uma cópia do livro novo dele, que será lançado em breve. Comecei a folheá-lo, lendo pequenas partes, e imediatamente lembrei-me de você e por isso resolvi lhe escrever.

Você se lembra, em Belém, naquele congresso, há muitos anos, quando você e o Malcolm iam fazer uma das primeiras palestras-musicadas: o teatro era grande e estava lotado, as músicas não estavam bem ensaiadas, os músicos não estavam acostumados a acompanhá-los e vocês não estavam certos de que a platéia iria entender o recado.

E o Malcolm? Bem o Malcolm sempre foi um caso à parte, fazia tempo que não pegava nem no violão e estava lá como sempre com a cara e a coragem, rindo sempre cordial e simpático com todos, dizendo para você não ficar nervoso nem se irritar, que tudo daria certo. E você lá, apreensivo, angustiado, suando frio e preocupado, achando que tinha feito uma grande besteira e que não deveria ter aceitado o convite.

Pois é, querido Zé, a palestra-musicada deu certo, todos adoraram e se emocionaram: vocês foram aplaudidos de pé e a cada

---

[*] Zé Vilson foi o melhor amigo do Malcolm. Médico psiquiatra e psicanalista, era professor universitário e escritor. Juntos, os dois médicos criaram a semente da palestra-musicada. Após sua morte, em 1999, o luto levou também o entusiasmo do amigo pela criação. Anos depois, sensibilizado por amigos, Malcolm assumiu sozinho o sonho dos dois amigos.

palestra vocês melhoravam, o Malcolm até começou a ensaiar e a ficar afinadinho. Quando você partiu, imaginei que não teríamos mais palestras-musicadas, que o Malcolm não iria continuar, que iria perder o pique.

Mas ele continuou e se aprimorou e melhorou a cada apresentação e está cada vez mais maduro, organizou a palestra, acrescentou algumas músicas, retirou outras, arranjou uma banda, ficou tudo profissional, sem perder no entanto aquele lado carinhoso da relação entre o médico e a sua paciente e o lado ginecológico, falando dos hormônios e da sua relação com o comportamento feminino e — por que não? — com o masculino também, com o querer e não querer, com a TPM e sem ela.

Ficou legal, Zé, e ele agora colocou isso tudo em livro e eu achei que era impossível e ele conseguiu: ficou fantástico e tem a cara e o jeito dele. Eu tenho certeza, Zé, de que você, aí onde você estiver, deve estar feliz.

Um beijo grande.
Caio

Caio Parente Barbosa é doutor em Medicina, especialista em Ginecologia e Obstetrícia, pela Universidade Federal de São Paulo. Mais informações no site www.caioparentebarbosa.med.br.

INTRODUÇÃO

Então vamo lá: Dora, Isaura, Emília, Teresinha e Marília.
Ana, Rita, Joana, Iracema, Carolina.
(Ela é bamba, ela é bamba, ela é bamba...)
Laura, Lígia, Luma, Lucineide, Luciana.
Quer seu nome escrito numa letra bem bacana.

ELA É BAMBA — Totonho Villeroy

Pego emprestada a convocação feita nesta música pela cantora Ana Carolina para chamar as mulheres, nada menos do que 86.223.155 pessoas, 50,77% da população brasileira. Este livro vai analisar suas dores e seus amores. Falar da mulher no sentido mais amplo e profundo. Abordar a corporalidade feminina e suas transformações, emoções, sentimentos, relações interpessoais e a forma como esses fenômenos se entrelaçam com suas queixas e seus sintomas. Da infância à velhice, experiências que podem aproximar a mulher da saúde ou da doença.

A proposta é refletir sobre a complexa relação da mulher com seus hormônios e mostrar que é possível, sim, encontrar o caminho da paz.

Isso envolve amor e sexo, a energia que movimenta nossa vida.

Amor é contradição; sexo é conflito. A sexualidade é um domínio sombrio das ambivalências. Passa pelo sensorial, pela expressão criativa e simbólica do humano em nós. Por isso, buscamos inspiração na história, na arte e na música, que expressam essa essência.

A música é a única forma de comunicação que dispensa tradução. É universal. Está acima do bem e do mal. Um grande concerto de *rock* reúne ricos e pobres, intelectuais e analfabetos, islâmicos, católicos, evangélicos, judeus, pretos, brancos, amarelos, compartilhando a mesma emoção.

Se há um elo que une a todos, lado a lado e sem distinções, é a música. Por isso, faço palestras com uma banda. Ao tocar e cantar, mergulho nessa fonte coletiva, que fala diretamente à alma do ser humano, sua essência.

Nós, seres humanos, nascemos macho e fêmea apenas no âmbito biológico. Aos poucos, vamos nos identificando com o masculino ou o feminino em termos psicológicos até nos tornarmos homem ou mulher no âmbito social. O desenvolvimento e a integração dessas três áreas é que constroem a sexualidade.

Por isso, será necessário refletir um pouco sobre o "meio ambiente" onde cresce e vive essa mulher, a quem chamarei de Maria.

Pois bem, Maria nasce em um país tropical, quente na maior parte do ano, com uma geografia linda, onde são raríssimos os desastres naturais como furacões, terremotos etc.

Devido à ascendência tripla do brasileiro — índia, branca e negra —, a essência de Maria é mestiça. E, como todos nós, ela também herdou as contradições das três raças.

Dessa combinação insólita resultou a amplitude da alma brasileira, o que talvez nos permita uma afetividade e uma sexualidade diferenciadas.

O contexto é católico, dominado por valores patriarcais que "sacralizaram" o poder e satanizaram a sexualidade.

Como fêmea da espécie, a mulher naturalmente emite sinais sexuais quase o tempo todo.

Devido ao clima quente, as roupas deixam à mostra partes do seu corpo que atraem o olhar testoterônico do homem, macho da espécie. É um eterno "convidar".

E, como é a mulher que comanda o espetáculo da vida reprodutiva e sexual, ela foi considerada a representação do mal.

Disso resulta um grande conflito: de um lado, a naturalidade até certo ponto folclórica em relação à nossa sexualidade, fruto da mistura das três raças; de outro, a voz autoritária de um deus macho, punitivo, castrador e onipotente que ela traz dentro de si. Essa voz diz: "Não pode, isso é pecado, isso é ruim, isso é feio, isso é sujo".

Por mais surpreendente que pareça, nesta época em que a mulher finalmente conquistou seu lugar no mercado de trabalho, ela ainda sofre com essa contradição. De 1981 a 1998, o crescimento da participação econômica feminina foi de 111%: hoje há no país 40 milhões de mulheres ocupando postos no mercado de trabalho e 9 milhões de donas de casa.

Os homens, por sua vez, não enfrentam tantos conflitos em sua jornada em busca do poder, que é inerente ao ser humano. Nós, homens, procuramos o poder na economia, no esporte, na cultura. Queremos nos sobressair para conquistar a mulher.

A fêmea da espécie só busca um poder. E esse ela tem naturalmente: o poder sobre o homem. No papel de frágil e oprimida (pela sociedade patriarcal e seus códigos), ela muitas vezes usa e abusa de seu poder em questões sexuais. Segue literalmente o preceito bíblico — perdoem-me a irreverência — "é dando que se recebe".

Mas há sinais de mudança no ar.

Depois de sacudida pelo feminismo extremista e fálico, a mulher começa a acordar do pesadelo histórico no qual esteve mergulhada por centenas de anos. Passa a legitimar melhor seu corpo. Age de modo mais coerente com seus anseios pessoais. Tenta viver a realidade amorosa no lugar da idealização amorosa. Esquece o modelo mãe sabe-tudo e aceita suas dificuldades na educação dos filhos.

Tudo isso aponta para relações mais saudáveis e igualitárias entre homens e mulheres e dentro das famílias. A tendência, então, é que a dor ceda cada vez mais espaço ao amor.

Daí poderemos dizer, como fizeram meus grandes amigos John Lennon e Paul McCartney em uma de suas composições, que o amor que você leva é o amor que você faz.

Espero que a leitura deste livro possa ajudar nessa construção.

Malcolm
Outono de 2006

UMA VELHA E
CONHECIDA FÁBULA

Era uma vez uma sociedade em que as mulheres podiam desempenhar apenas duas funções: ser a rainha do lar e a santa e sacrificada mãe. Todo o potencial realizador e criativo da sexualidade feminina era castrado.

Os homens, não. Nesse contexto patriarcal e machista, eram senhores de sua sexualidade: podiam desfrutar dela como bem quisessem.

As mulheres invejavam a liberdade masculina. Viam-se confinadas ao universo privado, já que o mundo público lhes era proibido. Sofriam um enorme terrorismo moral. O único troféu que podiam exibir eram seus filhos.

Do outro lado do ringue, os homens também deviam obedecer a algumas regras. Não podiam ter medo, sentir-se inseguros, nem chorar ou amar. Eram responsáveis pela manutenção financeira do lar. E invejavam a vidinha cômoda das esposas.

Os homens sentiam-se desajeitados e despreparados para cuidar de uma criança.

E, logicamente, suas queridas mulheres não lhes abriam esse espaço, pois essa era sua única realização.

Nesse cenário, a mãe estabelecia uma relação sedutora com os filhos, mantendo-os em uma prisão erótica.

O pai era um ser invisível e inalcançável para sua prole, e todos os vínculos parentais ficavam prejudicados.

Esse modelo prevaleceu por séculos.

Mas, hoje, a mulher finalmente está conseguindo libertar-se dele.

Para isso, ela precisa lutar contra as imposições de cinco opressores:

1) A natureza. Sua ação é muito mais impiedosa sobre a mulher do que sobre o homem. Afinal, o sexo feminino está atrelado o tempo todo à reprodução. O sobe-e-desce dos hormônios sexuais comanda seus ciclos menstruais. Para ser biologicamente correta e seguir à risca os ditames da natureza, a mulher precisaria ter diversas gestações e muitos filhos e amamentá-los por longos períodos. Na falta de assistência médica adequada, ficaria sujeita a hemorróidas, alterações vaginais que acarretam dificuldades sexuais, queda do útero (o chamado prolapso uterino), perdas de urina ao tossir ou dar gargalhada (o termo técnico é incontinência urinária de esforço), além de seios caídos. Essas são algumas complicações provenientes do fato de se submeter à natureza.

2) As instituições religiosas, à medida que são instituições de poder que sempre apresentam a sexualidade feminina como algo demoníaco. Na tradição judaico-cristã, a mulher arca com uma dupla culpa — mordeu a maçã e induziu o "coitadinho" do Adão a morder também. Culpa se paga com reparação. E reparação é igual a sofrimento. Dar à luz entre dores foi sua punição bíblica.

3) O poder econômico. Quando não tem autonomia financeira, a mulher se submete ao homem: mantém relações sexuais quando não quer; aceita a penetração anal mesmo contra a vontade; engravida na hora errada; aborta, ainda que isso fira seus princípios. A sobrevivência fala mais alto, e ela se anula perante seu provedor.

4) O terrorismo. Durante muitos anos, a mulher foi alvo de terrorismo moral. Agora, quando finalmente está escapando dessa violência, aparece outra armadilha, a segunda forma de dominação do mundo patriarcal cristão, que é o terrorismo estético. Pode ter 50 anos, estar muito bem, com a vida resolvida, mas se deprime por não exibir um corpo magro e malhado, o rosto sem rugas. Minha experiência como ginecologista e terapeuta sexual mostra que nada atormenta tanto as mulheres atuais quanto o terrorismo estético.

5) A mídia. Com o propósito de vender produtos à população feminina, ela cria falsas ilusões: de que o tempo não passa, de que há truques infalíveis para agradar o marido. Manuais ensinam a ter orgasmos cósmicos ou exibem "receitinhas" de como ser feliz. A mulher se submete à mídia atraída por essas promessas de solução para quaisquer problemas.

Nas conferências que faço pelo Brasil, sempre peço às pessoas do auditório que levantem as mãos caso não tenham de se submeter a esses cinco opressores. Raramente encontrei alguém que erguesse a mão, admitindo não sofrer essas pressões.

Quando diminuo a quantidade de opressores para quatro, três, dois, ainda não há manifestação do público. Se me refiro a um único opressor, apenas quatro ou cinco mulheres revelam que não se submetem.

A maioria ainda enfrenta muitas imposições. Um sinal evidente são as dores femininas, uma forma comum de expressarem seus conflitos.

Apesar da força desses opressores, no entanto, as mulheres começam a alcançar um equilíbrio entre a maternidade, a sexualidade e as atividades profissionais e sociais. Essa nova mulher/mãe que está surgindo se realiza como pessoa e também como mãe e abre espaço para o aparecimento de um novo homem/pai.

Para entender esses novos papéis que se esboçam, é importante refletir como o ser humano se desenvolve e, em especial, como a fêmea da espécie é tratada desde tenra idade. Proponho, então, um mergulho na história feminina a partir do berço.

CAPÍTULO I
Olha a minha menina...

Um passarinho me ensinou
Uma canção feliz
E quando solitário estou
Mais triste do que triste sou
Recordo o que ele me ensinou
Uma canção que diz:
Eu vivo a vida cantando
Hi, Lili, hi, Lili, hi lo
Por isso sempre contente estou
O que passou passou
O mundo gira depressa
E nessas voltas eu vou
Cantando a canção tão feliz que diz
Hi, Lili, hi, Lili, hi lo

LILI (HI LILI, HI LO) — Deutsch/Kaper

Assim como os demais mamíferos, o ser humano também se desenvolve no útero materno. Porém, o fato de nos iniciarmos na aventura de andar com as duas patas, deixando os membros superiores liberados para outras funções, gerou uma modificação anatômica interessante.

As mãos livres para colher frutos, pescar, caçar e criar instrumentos para o nosso dia-a-dia nas matas possibilitaram a construção de abrigos e a fabricação de armas para a nossa defesa.

O salve-se-quem-puder da sobrevivência, modificado inicialmente pela lei da força física, mais a mudança no modo de se locomover (com as duas patas) e o uso dos braços, estimularam o desenvolvimento do cérebro e, conseqüentemente, da inteligência.

Os humanos inventaram formas criativas de conseguir alimentos e se defender dos animais carnívoros, os *bad boys* da floresta.

Só que o fato de andar com duas patas, em posição ereta, criou um desafio biológico. O sistema de forças musculares responsável pelos movimentos das pernas e pelo eixo central da coluna vertebral foi mudado, ocasionando uma diminuição da largura do canal de parto e da bacia óssea e muscular da fêmea humana.

Como resultado da equação da adaptação da biologia evolucionista — cabeça grande e bacia pequena —, o parto foi ficando impossível.

A natureza encontrou uma solução para esse problema: a criança/cria desse animal moderno teria de nascer com a cabeça bem pequena e efetivar seu desenvolvimento fora do corpo da mãe.

Assim, nascemos com apenas 23% da capacidade do cérebro, evoluído em quarenta semanas dentro do útero materno.

Após o nascimento, assim que se corta o cordão umbilical, interrompe-se o aporte de açúcar, de água, inclusive de oxigênio, de tudo o que a mãe fornecia ao bebê. A carência altera a bioquímica celular. Cria-se um desequilíbrio. A tensão aumenta pela necessidade, e a reação é a respiração (inspiração do ar).

Trinta segundos após o corte do cordão, o bebê já sente algo diferente na célula. Depois de mais trinta segundos, já experimenta um desconforto; passados outros trinta segundos, ele faz força e respira. Por quê? Porque, se não obtiver oxigênio, certamente morrerá.

Vida é movimento, equilíbrio e desequilíbrio o tempo todo.

O corte do cordão umbilical gera um desequilíbrio. Ao respirar, o bebê restitui o equilíbrio. E esse padrão biológico se mantém pelo resto da vida.

Acordamos com fome. Ao tomarmos o café-da-manhã, recuperamos o equilíbrio. Quatro horas de jejum provocam um novo desequilíbrio, por isso temos de comer de novo.

Após um dia de atividades, precisamos descansar. É um eterno ciclo.

Respirar é um dos poucos movimentos que a criança faz sozinha ao nascer, além de sugar o leite. Os músculos da respiração já têm a autonomia que outros ainda não apresentam. Um bebê recém-nascido não consegue sustentar a cabeça nem o tronco, muito menos andar. Sua massa cerebral ainda vai se desenvolver.

À medida que o cérebro cresce, ele aprende a segurar a cabeça, sentar, engatinhar, ficar em pé, até que, por volta dos 14 meses, dá os primeiros passos.

Essa bioenergia, que é a energia metabólica da própria célula, impulsiona nosso desenvolvimento naturalmente. É o que se chama de instinto para respirar, alimentar-se, movimentar-se.

Desde pequeno, o ser humano vai estendendo seu campo de atuação. Aprende a se virar no berço, a sentar. Os músculos ganham força e o bebê começa a engatinhar e a andar. Gradualmente, amplia os movimentos.

Com o corpo ganhando autonomia, expandimos também a alma.

Enquanto a criança não tem autonomia de movimento, alguém precisa levar sua boca ao seio materno. Do contrário, o bebê morre de fome e sede. Isso significa dependência. E, se dependo de alguém para me alimentar, acabo amando essa pessoa que me dá de comer. Mas, se essa pessoa me abandona, passo a odiá-la, porque vou morrer de fome.

Conclusão lógica: a dependência gera amor e ódio.

> **Toque do autor:** *Procure autonomia. Ainda que seja uma autonomia relativa, é melhor do que a dependência. Quando há dependência nas relações entre pai e filho, patrão e empregado, marido e mulher, médico e paciente, chefe e funcionário, pode confiar no que digo: a relação é de amor e ódio. Nesse caso, é bom ter cuidado!*

Nessa tenra infância (0 a 2 meses), qualquer experiência na relação entre pais e filhos adquire uma dimensão fantástica. Se você chora de frio e de fome e sua mãe o acolhe e alimenta, ela é uma "fada maravilhosa". Se por acaso não escuta seu choro e não o acolhe, ela é uma "bruxa". Da mesma forma, há o "pai herói" e o "pai bandido".

O DESAMPARO NEUROLÓGICO DO BEBÊ

Portanto, é possível dizer que no início da vida temos uma ambivalência de sentimentos que podemos chamar de conflito. E, à medida que adquirimos experiência, armazenamos idéias e sentimentos em relação a esses personagens tão importantes no que diz respeito à nossa dependência e ao nosso desamparo neurológico.

Levamos muitos anos para humanizar a mãe e o pai em nossa cabecinha e em nosso coração.

Nascemos como almas penadas em busca de proteção. Somos seres relacionais. Nossa saúde depende essencialmente das relações que estabelecemos.

As experiências acumuladas por meio dessas relações imprimem em nosso cérebro representações a que chamamos de símbolos e que podem associar imagens e sentimentos.

A alimentação, por exemplo, tem um significado simbólico no cérebro do bebê. O ato de amamentar nutre o corpo (mata a fome) e também a alma (oferece aconchego). Uma sopinha quentinha ou um leite achocolatado podem significar um prazer enorme, um grande orgasmo.

Por outro lado, obrigar uma criança a engolir óleo de rícino ou suco de rúcula, porque uma revista feminina afirmou que é saudável, pode significar opressão e desprazer, mal-estar.

A alimentação equilibrada e a atividade física estruturam a saúde orgânica, mas é preciso também ter experiências boas, agradáveis e confortáveis. As sensações corporais acompanham a evolução da mente.

Da mesma forma, a pele se desenvolve sensorialmente por meio de experiências. Uma massagem carinhosa nas costas de uma criança pode imprimir a sensação de prazer ao ser tocada. Já um beliscão pode desencadear reações de defesa e endurecer o corpo sensorial.

Aos poucos, vamos mapeando nosso corpo com o corpo do outro. Armazenamos experiências, sensações e códigos conforme o desenvolvimento do cérebro e do corpo. Em sintonia, portanto, com a idade cronológica e a capacidade de compreensão correspondente.

Assim, codificamos idéias que permitem compreender a vida, sonhar, estabelecer projetos, objetivos, ter fé e esperança.

Esse processo dinâmico e ininterrupto pode ser chamado de humanização — a humanização de um mamífero classificado na escala zoológica como *Homo sapiens*.

As crianças são animaizinhos com desejos sem limites, em busca do próprio prazer. Humanizar significa civilizar, disciplinar, contribuir para a construção de um corpo e de uma mente saudáveis, conforme os códigos sociais e culturais da comunidade em que vive essa criança.

A afetividade, a capacidade sensorial de sentir amor e ódio, desenvolve-se junto com a sexualidade, que é a energia orgânica capaz de mobilizar o indivíduo a correr atrás de seus desejos.

Isso significa que a afetividade e a sexualidade são parceiras na construção de uma pessoa solidária com seus semelhantes e com a natureza. Ou, no extremo oposto, de um ser autodestrutivo, capaz de cometer atos de maldade. Estudos sobre o comportamento agressivo de *serial killers* mostram que todos foram violentados na infância.

Devido à sua imaturidade biológica, a criança vive intensa e cotidianamente uma ambivalência de sentimentos.

Suas emoções oscilam entre o desejo onipotente egoísta e a total dependência do outro.

Se não nos fortalecermos na infância, por meio de relações saudáveis e edificantes, acabaremos nos submetendo aos opressores. Para não perder o objeto amado, a criança se submete e se reprime. E mais tarde, quando adulto, repetirá esse comportamento.

Sobre Canções de Ninar e Contos de Fadas

Humanizar é harmonizar o bichinho egoísta e a criança civilizada. É desenvolver a imaginação infantil e preencher seu cérebro com símbolos do bem, que ofereçam amparo às suas ansiedades e angústias.

Para isso, temos de lançar mão de símbolos que sejam compreensíveis e integrados a cada idade, em sintonia com o desenvolvimento neurológico da criança.

Os contos de fadas são fundamentais para trabalhar essa simbologia. Os personagens estão de acordo com as imagens fantásticas, como as da fada e da bruxa, que habitam a imaginação infantil. Por isso, essas histórias são tão aceitas que as crianças pedem aos pais para repeti-las todas as noites. Harmonizam ansiedades, clareiam as emoções e suas expressões, ajudam a aliviar as tensões e angústias infantis.

Só que as imagens têm de ser acompanhadas de estímulos sensoriais. A criança necessita de toques, abraços, carinhos, que sensibilizam seu corpo.

Quando a embalamos nos braços, proporcionamos a ela sensações táteis agradáveis. E se, ao mesmo tempo, cantamos uma canção de ninar, acalentamos sua alma, sua essência.

A mãe ninar uma criança é uma experiência universal, presente em todas as culturas.

A música apareceu na história da humanidade quando nosso antepassado tentou expressar por meio do som e/ou da voz suas emoções — medo, alegria, tristeza etc. —, para comunicar-se consigo mesmo e com o cosmos. Assim deve ter surgido a primeira oração, talvez para pedir chuva, calor, alimento, alento, caça, pesca ou segurança.

Desde a época das tribos indígenas mais antigas, o homem tem cantado para exorcizar seus fantasmas. Um deles é a relação com a natureza.

A visão moderna de uma natureza benevolente é ingênua e romântica. A natureza é superagressiva. Na vida biológica do *Homo sapiens*, a luta pela sobrevivência não difere da de outros animais. Mas, em um processo de humanização, temos de expulsar da consciência a desumanizante brutalidade da biologia dos predadores, que destroem para criar e matam para viver.

Ou nos defendemos com símbolos virtuais de que o homem é um ser digno e solidário ou nossa integridade simbólica fica abalada e desestruturada.

A vida civilizada exige um estado de ilusão. Nosso foco de concentração na beleza da natureza, do ser humano, da religião ou da vida é uma estratégia para fugir da realidade.

O homem civilizado esconde de si mesmo sua subordinação à biologia ou à natureza. A cultura ocidental ingenuamente crê que é capaz de controlar essas forças.

No entanto, nossos egocêntricos e arrogantes ideais são diariamente colocados em cheque pela natureza. Num piscar de olhos, acidentes naturais se abatem sobre os bons e os maus.

Apesar de toda a tecnologia moderna, o tsunami arrasou cidades inteiras. Quando a natureza resolve agredir, não tem negociação: é furacão, terremoto, ela engole todo mundo e começa de novo o jogo da vida.

Companheiro fiel

Sou eu que vou seguir você
Do primeiro rabisco até o bê-á-bá
Em todos os desenhos coloridos eu vou estar.
A casa, a montanha, duas nuvens no céu
E um sol a sorrir no papel.
Sou eu que vou ser seu colega
Seus problemas ajudar a resolver
Sofrer também nas provas bimestrais junto a você
Serei sempre seu confidente fiel
Se seu pranto molhar meu papel
Sou eu que vou ser seu amigo
Vou lhe dar abrigo se você quiser...

CADERNO — Toquinho

Dos 2 aos 5 anos, as crianças crescem e seu cérebro se desenvolve rapidamente. A partir dos 2 anos, quando todos os seus músculos estão funcionando, Mariazinha resolve pular do berço para o quarto e se distrair com alguns brinquedos.

Vacinada, bem alimentada e saudável, revela uma energia inesgotável para jogos e brincadeiras. A vida ganha outro colorido quando ela conquista um pouco de autonomia. Os movimentos se multiplicam e seu mundo se amplia. A curiosidade aguça a capacidade mental e torna suas experiências mais interessantes.

Às vezes, Mariazinha ainda se sente desamparada, mas nem de longe se compara ao desamparo dos tempos de bebê. Agora já pode buscar muitas coisas que quer e suprir seus desejos. Apesar de a mãe ser uma ótima companhia, é preciso se desvencilhar um pouco dela.

Na falta de um irmãozinho, que ainda não chegou, a criança se diverte no mundo fantástico da imaginação com os brinquedos.

Quanto mais objetos Mariazinha tiver oportunidade de explorar na sala ou no quintal de sua casa, maior será sua possibilidade de criar imagens na imaginação.

Nesses jogos e brincadeiras, cada criança escolhe um objeto que lhe pareça simpático e ao mesmo tempo forte o suficiente para ajudá-la quando se sentir desamparada. Ele carrega todo o peso da idealização mágica, própria da idade e do grau de desenvolvimento mental. Nunca se defende, nem faz oposição aos caprichos infantis. Afinal, não tem vida própria. Seus desejos são os desejos da criança.

Esse objeto é o primeiro substituto da mãe quando ela se afasta. Nos dias de hoje, quando tantas mães trabalham fora e passam horas longe dos filhos, ele assume um valor ainda maior para as crianças pequenas. Com isso, o mundo da imaginação se fortifica no universo mágico infantil.

Toque do autor: *Não acredito na história de que a qualidade da relação dos pais com os filhos substitui a quantidade de tempo ao lado das crianças. Qualidade é fundamental, mas a quantidade também é. Até porque o limite e a disciplina só se ajustam quando os pais acompanham de perto os filhos.*

Todas as relações que mantemos com objetos são primitivas e infantis, porque não existe troca. Embora sejam unilaterais, na criança pequena acalmam e dão segurança. Por isso, são consideradas normais.

O problema aparece quando pessoas adultas continuam a se relacionar dessa forma infantil.

Sempre que um adulto se apega demasiadamente a um objeto (por exemplo, pés de coelho para dar sorte, imagens de santos para se proteger) com o propósito de atenuar seu desamparo, reproduz relações infantis. O excesso de apego a bens materiais faz parte desse contexto.

O relacionamento interpessoal também pode seguir esse formato primitivo. É comum encontrar casais que não conseguem enxergar o outro; não percebem que têm sentimentos, características, desejos e valores distintos; só vêem o seu desejo no companheiro. É a perpetuação da relação com o brinquedo, que serve apenas para satisfazer seus próprios desejos e o egocentrismo.

Na primeira infância, porém, tais relações são saudáveis e constituem a base para o desenvolvimento da capacidade relacional adulta.

Esses objetos são um pouco diferentes para o menino e para a menina. Quando a menina brinca de boneca, em sua fantasia a boneca é o filho que ela gostaria de ter e, obviamente, o pai é a figura paterna dessa menina ou, no caso de uma criança órfã, algum bom homem que cuide de seu desamparo.

Os meninos escolhem outros objetos. Eu me lembro de uma espingardinha de rolha que carregava comigo. Meu filho Christian andava sempre com a espada do He-Man, e meu filho Robert escolheu um bonequinho ninja.

Julie, minha sobrinha, não desgrudava de um caderninho, no qual desenhava flores, escrevia as primeiras palavras que aprendeu, coloria lua, sol, estrelas. Quantas vezes a flagrei conversando e discutindo com seu diário. As amiguinhas escreviam, desenhavam, deixavam palavras, ideais de subjetividade feminina e sua necessidade relacional, que intensificavam sua relação com esse pequeno caderno, que funcionava como um terapeuta.

O diário é o primeiro terapeuta da mulher. Com ele, Mariazinha discute suas inseguranças e suas paixões. E, quando se torna a doutora Maria, o diário é substituído pela agenda.

A agenda feminina é um mundo fantástico. Perder uma agenda, para a mulher, é como perder uma companheira de fé, um guia e, muitas vezes, sua documentação e seu roteiro de vida.

Lições entre irmãos

Se lembra da fogueira, se lembra dos balões,
Se lembra dos lugares dos sertões,
A roupa no varal, feriado nacional
E as estrelas salpicadas nas canções.
Se lembra quando toda modinha falava de amor,
Pois nunca mais cantei, oh, maninha, depois que ele chegou...

Se lembra do futuro, que a gente combinou
Eu era tão criança e ainda sou
Querendo acreditar que o dia vai raiar
Só porque uma cantiga anunciou
Mas não me deixe assim tão sozinha a me torturar
Que um dia ele vai embora, maninha,
Pra nunca mais voltar.

MANINHA — Chico Buarque

Mariazinha vai crescendo e tem oportunidade de se relacionar com outras crianças. Troca a boneca por um ser de carne e osso, que pode ser o irmãozinho, o priminho ou o amiguinho; crianças como ela, seres que têm seus próprios desejos, vontades e manias.

Situações cotidianas dão margem ao aparecimento de oposições e conflitos. Ela aprende a fazer acordos, concessões, composições. Isso significa que o irmão é o primeiro grande professor na arte de se relacionar com outros seres humanos; mestre na arte de conviver com a diferença.

Quando bem vivenciadas, essas experiências ensinam a tolerância e o respeito à diversidade. No mundo infantil saudável, o negro brinca com o branco, o judeu com o cristão e o rico com o pobre. Não há preconceitos e não se hostilizam indivíduos de classes sociais, raças ou religiões diferentes.

Aprendi muito convivendo com meu irmão, que é só onze meses mais novo do que eu. Dormimos no mesmo quarto por vários anos. Ele morria de medo do escuro, só dormia com a luz acesa. Eu só relaxava para adormecer na escuridão total. Bem, tivemos de iniciar a nossa primeira grande negociação. Ele ia para o quarto um pouco mais cedo, e quando eu chegava ali já o encontrava em sono profundo; então apagava a luz e dormia no escuro.

A convivência com a diferença nos fez homens compreensivos e tolerantes. Facilitou nossos relacionamentos profissionais, sexuais e amorosos. Eu me levantava antes do meu irmão e me vestia em silêncio para proteger seu sono, que refletia uma serena e meiga liberdade que eu, na minha agitação, desconhecia.

Meu irmão carrega até hoje códigos límpidos impressos em seu coração, desenvolvidos em épocas de uma São Paulo ainda ingênua, romântica e sem violência.

Arquiteto de pipas e balões, sempre teve a paciência de um chinês, a compreensão de um guru e a simplicidade de um monge.

Em nossas andanças em busca de uma pomba juriti ou de um canário-da-terra, em vez de entrar comigo em matas mais densas, ele aguardava sentado em posição de Buda, observando atento as formigas carregando folhas enormes. Se me demorasse, ele gritava meu nome.

Lembro que detestava pisar em águas de rios, lagos ou se banhar em cachoeiras. O mar não o assustava tanto. Mas era chegadíssimo ao champanhe francês, ao vinho espanhol e ao escocês amarelinho.

Hoje evita bebidas. É um cara conservador. Mesmo que negue, possui traços de um machismo remendado e arrastado. Como pai, foi mãe, tamanha sua dificuldade de cortar o cordão umbilical da proteção. Com os filhos criados, adotou uma cachorra, que o acompanha pra todo lado.

Ainda se veste com roupas largas e levanta a calça quase o tempo todo. O gesto se tornou um ritual. Ele não sabe que muitas vezes me ensinou a rasgar o falso credo, ignorar a hipocrisia, absorver a tolerância e a compreensão. E nem sequer faz idéia de quantas vezes amparou meus tropeços, tateou meus rodopios e harmonizou meus altos e baixos, equilibrando minhas derrapagens com modesta e calma sabedoria.

Agradeço a você por tudo isso, meu irmão!

Na contramão

The long and winding road that leads to your door
will never disappear, I've seen that road before
It always leads me here, lead me to your door.[1]

The Long and Winding Road — Lennon e McCartney

Até os 10 anos, somos muito dependentes. Precisamos de afeto, atenção, além de boa alimentação, vacinação e cuidados para ter um bom desenvolvimento.

As experiências saudáveis da infância facilitam o processo de aquisição do amor próprio, ou, como se diz hoje, da auto-estima.

As boas vivências amorosas e afetivas contribuem para que, a partir dessa fase, em que começa a desenvolver a auto-imagem e a se preocupar com a aparência, aceite seu corpo com prazer e gratificação. E o estímulo das imagens, por meio das histórias, complementa a saúde mental.

Às vezes, porém, a coerência entre a afetividade e a construção desse mapa sensorial do corpo pode ser quebrada, ou melhor, estilhaçada. Isso acontece quando pessoas significativas na vida da criança, figuras de confiança, traem e subvertem essas experiências, embaralhando as imagens, as sensações e os sentimentos.

O abuso sexual produz esse estrago.

---

[1] A longa e sinuosa estrada que leva até sua porta jamais desaparecerá,
Já vi essa estrada antes. Ela sempre me traz até aqui, conduz-me até sua porta.

Em mais de 80% dos casos, o agressor é um familiar próximo da vítima, como um pai, padrasto ou tio.

Vocês vão se perguntar: como um ser humano pode ter esse tipo de comportamento com crianças, filhos e parentes próximos?

Isso se deve à natureza neurológica doentia e irracional do homem. Deixar-se dominar pela natureza é dar rédea solta à violência do desejo primitivo, não dominado pela razão. A civilidade é a força que contém a agressão.

Se no início da educação a socialização enfraquece, a crueldade inata do bicho homem emerge como um fantasma que saiu do porão.

O homem que violenta não é induzido por más influências sociais, mas por uma falha no condicionamento social.

Quando os padres abusadores são protegidos pela política do silêncio do Vaticano e pelo corporativismo hipócrita da instituição religiosa, a sociedade paga o preço da impunidade.

Segundo a revista *IstoÉ* de 16 de novembro de 2005, existe um grande número de religiosos envolvidos em crimes sexuais no Brasil.

Mas a mulher com feto sem cérebro não pode interromper a gravidez, e os adolescentes são estimulados a não usar camisinha nem anticoncepcionais.

As investidas sexuais ocorrem geralmente dentro de casa, à noite. O escuro favorece o medo, quando a privacidade do quarto de dormir é freqüentemente invadida.

A noite é o palco da sublimação da subjetividade. Sonho e sexo, pesadelos e fantasmas, romances e saudades ganham dimensão no escuro brilho à luz da lua.

Nesse cenário, saem de cena os trabalhadores e as donas de casa, e o palco passa a ser protagonizado por namorados e amantes. O erotismo está de tocaia, espreitando os personagens, estimulando e piscando as luzes da agressividade, da dor. É o uivo do lobo solitário.

Nosso cérebro se sente diferente na escuridão da noite. Nesse contexto perverso e alucinado, um personagem importante na proteção da criança é a figura materna. Ela pode se dar conta ou desconfiar do que está acontecendo e relatar aos médicos e às autoridades, posicionando-se entre sua filha e o agressor.

Quando isso acontece, Mariazinha tem uma chance. Ilumina-se um clarão de possibilidades de recuperação dessa menina. Do contrário, se a mãe participa desse universo doentio, mesmo a tentativa de fazer terapia tem poucas chances de ser bem-sucedida.

Reumanizar uma criança é reestruturar uma pessoa dentro dela. Humanizar significa facilitar o desenvolvimento simbólico e afetivo, possibilitando expectativas de saúde física, mental, relacional e comportamental.

É nessa longa estrada da infância e no início da adolescência que precisamos estar atentos porque, do contrário, essa menina-mulher voltará sempre, durante a vida adulta, à mesma estrada, e à mesma porta do nosso consultório, em busca de ajuda.

CAPÍTULO 2
A revolução hormonal

Quando eu nasci minha mãe dizia
Tome cuidado com o bicho-papão
Não dê ouvidos às más companhias
Siga o instinto do seu coração

Fiquei mocinha, sabe como é...
O tal bicho-papão virou meu namorado
Eu sou má companhia pra quem não tiver
Um coração que vive apaixonado

TATIBITATI — Rita Lee

Mariazinha cresceu. Ganhou seios e curvas. Sua silhueta foi totalmente redesenhada pelo estrogênio, hormônio sexual feminino.

Quem opera as mudanças no corpo do menino é outro hormônio sexual, a testosterona.

O hormônio é uma substância química, produzida por células glandulares, que circula no sangue e exerce uma ação específica no organismo.

No caso, os hormônios sexuais iniciam um trabalho artesanal no corpo e também no comportamento do menino e da menina. Preparam ambos para a reprodução e a sexualidade, direcionando-os para a perpetuação da espécie. Introduzem os dois na dança biológica, com determinação.

Testículos e ovários comandam o espetáculo, regidos por uma glândula localizada no cérebro, a hipófise. Tudo funciona como uma orquestra. Vários músicos interagem.

Os tais hormônios são lançados no sangue e transportados por pequenos táxis pelas rodovias existentes no corpo. Ao descerem do táxi, necessitam de uma chave para abrir a porta que dá acesso ao seu local de trabalho. As fechaduras são os chamados receptores e se localizam na célula que recebe a ação desse hormônio.

Um exemplo pode elucidar como esses receptores atuam: um índio tem músculos, voz grossa, espermatozóides. É macho, viril, cheio de testosterona. Mas não apresenta pêlo algum. Por quê? No código genético das células desse índio não existe o receptor para o hormônio fazer o pêlo crescer.

Algumas raças têm mais receptores para pêlos do que outras. Por isso, o mesmo hormônio pode provocar efeitos diferentes em pessoas distintas, dependendo da ascendência genética.

E não é só a quantidade de hormônios que faz diferença, mas também a resposta individual. Isso vale para muitos outros compostos químicos e também para remédios, antidepressivos, analgésicos, antibióticos. O fármaco pode funcionar ou não, conforme sua capacidade de responder.

É importante acrescentar que outros compostos fabricados naturalmente pelo organismo interagem com os hormônios. É o caso, por exemplo, da serotonina, que influencia a química cerebral e é responsável pelo humor. Por isso, comparei o sistema hormonal a uma orquestra. Se um violino desafina, pode atrapalhar os outros instrumentos. E vice-versa.

O hormônio sexual pode agir mesmo enquanto ainda somos bem pequenos. Trabalhei muito tempo na Maternidade São Paulo, na capital paulista. Um dia deparei com um pediatra inexperiente bastante assustado. Havia no berçário uma menininha sangrando. A explicação é que a mãe passa para o feto do sexo feminino, por meio da placenta, o estrogênio que fabrica. O uterozinho da menina foi estimulado pelo estrogênio materno. Ao ser cortado o cordão umbilical, o fornecimento de hormônio foi interrompido, por isso a menina menstruou aos dois dias de vida — da mesma forma que acontece quando a mulher toma pílula por 21 dias, depois interrompe para a descida da menstruação. Daí o susto do pediatra desavisado.

ENTRA EM CENA O ESTROGÊNIO

O nome significa a explicação do seu efeito, ou seja, aquela substância que gera o "estro" (ou o cio). O conjunto de alterações no corpo e no comportamento das mulheres, que são semelhantes às fêmeas animais.

Essas alterações resultam em atratibilidade e receptividade aos modos das espécies e visam a facilitar a relação sexual no ciclo reprodutivo. Sinais, cheiros que emanam do corpo da mulher tornam sua presença tão perturbadora que os homens desviam sua atenção para atender a esse imperioso chamado da natureza.

A civilização cuidou de protegê-la do assédio nem sempre desejável. O banho, o sabonete, o desodorante, o perfume, a roupa, a educação, as regras sociais e as leis são os instrumentos civilizados para neutralizar esses efeitos dos hormônios do sexo.

Esses hormônios também são responsáveis pela forma e jeito das mulheres.

O estrogênio trabalha como um artista que esculpe, desenha, amacia e arredonda a mulher. É o artesão da feminilidade.

Favorece a produção de gordura que torna macia a pele e hidrata todo o corpo da mulher.

Seios e nádegas e suas ondulações são dependentes desse hormônio.

A arquitetura feminina diferencia-se do anguloso corpo do homem.

Na vida mental da mulher o estrogênio abre os canais da comunicação, mantendo um estado de percepção lírica do mundo que a cerca.

Assim, o domínio do estrogênio na primeira metade do ciclo, que acontece antes da ovulação (do 1º dia da menstruação até mais ou menos o 14º dia), torna a mulher mais comunicativa, sociável, alegre, ágil, bem-humorada e receptiva. A memória fica mais alerta, dorme menos, e a percepção fica aguçadíssima. É o que chamamos de sexto sentido. As músicas que ela ouve entram com um significado especial. A mulher pressente, sente e decodifica os acontecimentos de uma forma que o homem não pode acompanhar.

O estrogênio ainda protege ossos, músculos e cérebro. E a mulher que fabrica o hormônio em doses adequadas tem menos chance de ter infarto e derrame. Por isso, até os 50 anos é pouco comum esse tipo de doença em mulheres.

Porém, é importante lembrar que toda mulher fumante vai precisar de uma dose mais alta, pois a nicotina inibe e bloqueia o estimulo estrogênico.

Pés, pernas, coxas, abdômen, costas, ombros e face são esculpidos por essa substância. O aspecto sedoso da pele, a abundância e o brilho dos cabelos também são beneficiados por ela.

O estrogênio determina no corpo a distribuição de pêlos, destacando o triângulo pubiano. O tato, a visão, a audição e a percepção tornam-se mais aguçados por causa dele.

É, portanto, uma substância mágica, que, quando toca quimicamente a mulher, acende o seu olhar, perfuma o corpo, ativa os cantos e os labirintos da imaginação, desembaça o espelho da alma, enaltece o espírito e fortalece a busca da vida pela vida, que renasce na ovulação, regando o canteiro dos sonhos.

Naturalmente, esses hormônios começam a ser fabricados no corpo das meninas a partir dos 9, 10 anos. A ação deles provoca a primeira menstruação, que acontece hoje muito cedo, por volta dos 10, 11 anos.

Mas existe a possibilidade de inibir a primeira menstruação com injeções, implantes ou hormônios até os 13, 14 anos. Agi dessa forma com minha sobrinha, há alguns anos. Isso traz certas vantagens:

• evita o desconforto de sangrar aos 10 anos. Às vezes, a menina ainda é pequena e tem um sangramento intenso, o que pode causar anemia, apatia, problemas na escola, fora o transtorno de ter de usar absorventes com essa idade;

• protege a mama da criança. O tecido mamário ainda é muito jovem, e o estímulo precoce do estrogênio pode facilitar o aparecimento de câncer de mama alguns anos mais tarde;

• favorece o crescimento. Se a menina ainda tiver condição genética para ganhar alguns centímetros, o bloqueio da menstruação permite que ela cresça um pouco mais.

Os ciclos aparecem e podem ser muito bem-vindos ou ter graus variados de complicação. As intercorrências associadas ao ciclo menstrual ocorrem em 30% das mulheres nessa idade. Com o tempo essa porcentagem aumenta. Por isso, estamos diante de um avanço quando a ginecologia adota uma estratégia hormonal para proteger essa fase da mulher.

Dos 10 aos 15 anos, quando os hormônios entram em circulação, as garotas florescem. Os seios despontam, o corpo fica redondinho. Nos rapazes, crescem o testículo e o pênis. O corpo muda.

É muito complicado, entre os 10 e os 13 anos, aceitar um corpo que está mudando e definir a própria imagem, numa época em que seus ídolos são jogadores de futebol e artistas idealizados como perfeitos. A mídia focaliza constantemente modelos de corpos ideais.

Para complicar, sempre há um tiozinho que abaixa a calça do menino e diz "Ih, olha o pintinho dele como é pequenininho" ou uma tiazinha que fala para a menina "O teu peitinho é vesgo, um olha pra cá, o outro olha pra lá" ou "Você não tem bunda" ou ainda "Você só precisa de mais recheio".

Um grande amigo urologista me contou que o problema não é só ter o "pintinho pequeno". Pênis grande também traz preocupações. Um genital diferente é visto como algo complicado. Trata-se de um órgão simbólico.

Mas outros comentários referentes à imagem corporal também podem causar estragos. O pai de Renata, minha ex-mulher e mãe de meus filhos, contou-me que aos 13, 14 anos um rapaz de quem ela gostava no colégio disse que Renata estava gordinha. Ela passou a não querer mais comer. Entrou em anorexia nervosa. Teve de ir ao psiquiatra e tomar remédios. Apesar de ser uma criança bem formada, com boa autoestima, aconteceu isso — o que mostra como esses comentários podem ter um efeito deletério.

Toque do autor: *Evite fazer comentários que menosprezem o corpo de um pré-adolescente. O efeito pode ser desastroso! É imprescindível respeitar a vulnerabilidade e a privacidade dessa criança.*

A adolescência é um período em que as pessoas desenvolvem não apenas a identidade corporal, mas também a identidade pessoal. O adolescente, como todo indivíduo que cresce numa sociedade com valores e códigos integrados ao processo de civilizar e educar, terá de promover um esforço no sentido de buscar e consolidar uma identidade corporal, sexual, social e profissional.

Desde pequenos, os meninos e as meninas aprendem como é se comportar como homem e mulher, segundo os padrões de sua cultura, e à medida que vão crescendo se identificam com o masculino ou o feminino. Por exemplo, entre nós, maquiar o rosto e passar batom são atitudes femininas. Já em uma aldeia indígena, pintar o corpo pode ser uma tradição masculina.

Sociedades primitivas, mais homogêneas e com escolhas limitadas, favorecem o processo de socialização do adolescente. Os medos e inseguranças comuns a esse período do desenvolvimento (lembre-se, ainda somos almas penadas em busca de autonomia!) encontram uma simples e acessível explicação mágico-fantástico-religiosa.

Os jogos sexuais infantis e adolescentes são mais tolerados. A agressividade encontra formas de ser canalizada para fora da família, até porque são intensas e cotidianas as atividades que visam a assegurar a sobrevivência do grupo.

O mundo atual oferece possibilidades infinitas de escolha sem, contudo, proporcionar ao jovem uma estrutura de referência estável nem valores coerentes ou previsíveis.

As transformações socioculturais e tecnológicas processam-se com tal rapidez que criam uma ansiedade absurda e desvalorizam as boas identificações. A globalização das diferenças, ao tentar equiparar tudo e todos, aumenta a distância social e antagoniza a cultura, os valores, as religiões.

Para piorar, em um país como o nosso, o jovem em formação ainda vê homens sem estudo serem eleitos senadores, deputados, presidente, ganhando rios de dinheiro. Vê políticos que afrontam os valores éticos e riem de sua impunidade.

E compara-os com seu pai, trabalhador honesto que deixa trinta por cento do salário em impostos para que esses mesmos desonestos desviem esse dinheiro para o próprio bolso.

Esse contexto tende a exacerbar as inseguranças próprias desse período. Portanto, não é de admirar que o adolescente se pergunte: "Para onde vou?" e "Como é que eu vou para a frente?"

O DESPERTAR DO SEXO

Help! I need somebody,
Help! Not just anybody,
Help! You know I need someone. Help!

When I was younger, so much younger than today,
I never needed anybody's help in any way,
But now these days are gone and I'm not so self-assured,
Now I find I've changed my mind I've opened up the doors.

Help me if you can, I'm feeling down,
And I do appreciate you being around,
Help me get my feet back on the ground
Won't you please, please, help me?[2]

HELP — Lennon e McCartney

O que mais mobiliza os adolescentes é a descoberta da sexualidade. A energia que na infância era desorganizada e direcionada para brincadeiras agora se concentra nos genitais.

---

[2] Socorro! Eu preciso de alguém! Socorro! Não de qualquer pessoa. Socorro!
Você sabe que eu preciso de alguém. Socorro!
Quando eu era jovem, muito mais jovem do que hoje,
Nunca precisei da ajuda de ninguém.
Mas agora esses dias se foram e eu não sou tão seguro.
Agora acho que mudei de idéia. Eu abri as portas.
Ajude-me, se você puder, eu estou pra baixo.
E vou apreciar se você ficar por perto.
Ajude-me a pôr os pés no chão novamente.
Por favor, você não vai me ajudar?

A criança é uma pessoa ainda em formação. Pode ser tudo o que quiser: exibicionista (ao andar peladinha pela casa), sadomasoquista (ao morder o irmão para machucá-lo), *voyeur* (ao olhar pelo buraco da fechadura). Freud denominou a sexualidade infantil de perversa polimorfa, com formas diversas de expressão.

Com a chegada do hormônio, a energia sexual se direciona para a genitalidade e para a reprodução.

Nós, meninos, temos o genital na parte externa do corpo. Sempre pegamos no pênis para urinar. Inventamos campeonato para ver quem faz xixi mais longe. Sabemos que dali sai um liquidozinho que se chama sêmen. Apertamos o pênis para ver como funciona e descobrimos que é gostoso. Você começa a imaginar a Sônia Braga (hoje seria a Angelina Jolie ou talvez a Gisele Bündchen) e fica fantasiando. A masturbação é um aprendizado do auto-erotismo nos adolescentes.

Só que Maria tem um corpo diferente. Vamos pensar em um teclado. Para conseguir tirar uma seqüência de dó, ela terá de fazer movimentos para achar onde fica o dó maior no corpo dela. Se não souber onde é, não poderá tocar uma melodia.

Agora, digamos que o corpo masculino seja um violão, no qual posso fazer o mesmo dó maior de maneira completamente diferente da do teclado.

Se Maria não conhecer seu teclado e eu não conhecer meu violão, será muito difícil eu mostrar a ela como funciona o meu violão e vice-versa. Porque as mulheres não entendem nada do corpo do homem, e os homens não entendem nada do corpo da mulher. Pelo menos, não no começo.

Quando você desenvolve o auto-erotismo e sabe um pouquinho de si, pode transmitir a seu namorado, seu marido, seu parceiro, o que quer, como gosta de ser tocada. Se você nunca se tocou, se desconhece seu corpo, fica tudo mais difícil.

A grande maioria das mulheres que não têm orgasmo com o parceiro nunca soube como é atingir o prazer na masturbação. A falta de orgasmo é de longe o maior problema feminino na adolescência e no início da idade adulta, e provoca muito sofrimento.

Uma grande pesquisa sobre masturbação publicada em 1986 no jornal *O Estado de S. Paulo* apurou que 98% dos homens se masturbavam. Suspeito que 2% mentiram. Já entre as mulheres, o índice era muito baixo: apenas 34%.

Em outro trabalho mais recente, publicado em 2000, 52% das brasileiras admitiram que praticavam a masturbação. O índice ainda é baixo, comparado ao masculino. Mas nesses quinze anos houve um avanço: a mulher está começando a vencer os tabus e a entender a importância do auto-erotismo.

Sob o domínio do desejo

A relação de amor e ódio com os seus hormônios pode ser mais bem administrada se você conhecer o seu ciclo menstrual.

De fato, do final da menstruação até a ovulação, sua capacidade de sedução está a mil, pois o estrogênio faz que você se sinta confiante, feminina: namoradeira e extremamente receptiva ao sexo. Além disso, nesse período há uma alteração no hálito e no brilho do olhar das mulheres, chegando até a provocar a excitação masculina.

Já durante a ovulação, a mulher entra no que se pode chamar de "cio". A testosterona (conhecida como hormônio masculino e presente no corpo da mulher em doses muito baixas) aumenta sensivelmente. Esse é o famoso período fértil, quando você está pronta para reproduzir e dar continuidade ao ciclo da vida. Apesar de algumas mulheres sofrerem com as cólicas, a testosterona também faz a mulher ficar mais ativa e autoconfiante, alem de reduzir a celulite. No entanto, é preciso não exagerar no culto ao físico durante a ovulação, pois nessa fase é comum aumentar a suscetibilidade a problemas nos joelhos. Entre a ovulação e o período pré-menstrual, o nível de estrogênio cai e aumenta a presença da ocitocina, o hormônio feminino que torna a mulher mais "manhosa" e carente. Isso porque esse hormônio aumenta o desejo de tocar e ser tocada. E quanto mais você é acariciada, sobretudo nas regiões dos seios e do mamilo, mais o seu organismo produz a substância.

A fase seguinte, a famigerada TPM, é bastante conhecida por todos, inclusive pelos homens que já estão se habituando a ver suas "gatinhas" se transformarem em leoas ferozes de uma hora para outra. Isso acontece porque os níveis de estrogênio continuam despencando, enquanto a progesterona sobe e desce, numa montanha-russa que desestabiliza física e emocionalmente a mulher. A melhor defesa é beber muito líquido, fazer três refeições balanceadas e saudáveis por dia e cortar a cafeína, que pode interferir no sono.

Por outro lado, muitas mulheres que prestam atenção aos seus picos sexuais contam que os orgasmos mais intensos ocorrem justamente no período pré-menstrual. E não é para menos. Quanto maior a tensão, maior a sensação de alívio e de relaxamento provocada por um bom orgasmo.

Quando, enfim, a menstruação torna a acontecer, o estrogênio e a progesterona chegam a níveis elementares. O útero elimina seu revestimento, sendo comum a mulher sentir cólicas e enjôo. A região vaginal, por sua vez, fica mais sensível, aumentando o tesão em alguns casos. Por isso, as mulheres se masturbam mais nessa fase.

De posse de todas essas informações, certamente você poderá sentir-se mais segura, "domar" seus hormônios e, quem sabe, elaborar um "plano de ação" que lhe será útil em todos os momentos da sua vida. Com conhecimento de causa, você pode agendar aquele encontro decisivo para o dia em que o seu corpo está preparado e ainda tirar proveito de um casal que é afrodisíaco natural, o estrogênio e a testosterona.

E aproveitar o pico de progesterona para dormir e sonhar com o filho que um dia vai chegar, ou dormir e administrar os pesadelos se por acaso você teme a gravidez.

Durante um milhão de anos fomos caçadores errantes, marchando em busca da sobrevivência. Somente há dez mil anos iniciamos a criação de animais domésticos, o plantio da terra, a organização de cidades, e nos tornamos animais culturais.

Nossos instintos passaram então a ser dominados pelo córtex cerebral. O pensamento começou a disciplinar o desejo. O ato da cópula perdeu a orientação do cio.

Do ponto de vista biológico, a cópula é um ato meramente reprodutivo. Durante centenas de anos, o *Homo sapiens,* que ainda não era tão *sapiens* assim, copulava apenas para perpetuar a espécie.

Hoje se presume que algumas adolescentes ainda estariam presas a esse instinto: engravidam na primeira relação sexual impulsionadas pelas características psicobiológicas do período ovulatório, que guarda muitas semelhanças com o cio da fêmea primata.

Entre elas, a inundação hormonal característica da puberdade talvez tenha mais força que a capacidade de avaliar o que seria ou não adequado à sua vida atual e ao seu futuro como ser social. Na parte afetiva, essas meninas necessitam de objetos e/ou de significados para sua identificação como mulher. E a possibilidade de ter uma criança constitui uma esperança de estabelecer um vínculo de amor e de se identificar com a figura materna tão amada e, muitas vezes, tão distante afetivamente.

A soma desses fatores pode tornar ineficazes os esforços dos profissionais de orientar as jovens quanto ao planejamento familiar.

Felizmente, boa parte dos adolescentes alcança um nível mais harmônico de interação dos fatores biológicos com os psicossociais, o que lhes permite desenvolver uma sexualidade mais humana.

Pode-se dizer que a sexualidade humana vai tão além da simples reprodução da espécie que é um dos fatores mais característicos da humanidade do *Homo sapiens.* Envolve aspectos biológicos, psicológicos e sociais. Emerge em expressões, fantasias, movimentos, idéias, conceitos, falas e gestos.

A sexualidade é a integração do macho, do masculino e do homem, e da fêmea, do feminino e da mulher. Isso demora a acontecer. Cada ser humano aprende e amplia seus movimentos aos poucos. Primeiro vai para a escola, depois para a universidade, daí começa a viajar. E assim, gradualmente, estende sua forma de ver o mundo e atuar nele. Dizemos que uma pessoa é madura quando apresenta maior flexibilidade, tolerância e compreensão da vida.

Essa característica tão própria do ser humano — a sexualidade — inicia sua estruturação na infância, nas relações que estabelecemos com as pessoas que se encarregam de cuidar de nós durante o período da dependência biológica. A satisfação das necessidades básicas e a sensação de segurança, fruto do cuidado que recebemos, nos permitem experimentar o prazer.

Desse modo, a vivência da sexualidade (genital ou extragenital) de forma integrada contribui para um comportamento sexual humano. A desintegração, por sua vez, aproxima o indivíduo do comportamento animal. A vivência é cercada de culpa e destrutividade. E o exercício irresponsável cobra um preço alto: a gravidez indesejada.

Dados do IBGE revelam que em uma década houve um aumento significativo na proporção de mães adolescentes ou jovens adultas. Do total de bebês nascidos em 2004, 626 000 (22,2%) foram de mães com até 19 anos de idade, das quais pouco mais de 10% (64 995) tinham até 15 anos.

A prevenção da gravidez indesejada requer um trabalho de sensibilização dos adolescentes por meio da educação sexual. Palestras em escolas, clubes e associações são úteis. Mas a legítima educação sexual se faz em casa. Afinal, a base para o desenvolvimento de uma sexualidade saudável é a relação com os pais.

De qualquer modo, quem se dispuser a realizar um trabalho de educação sexual com adolescentes, seja pai, professor ou médico, precisa:

- ser simples, compreensivo e empático;
- ter um afeto especial pelos indivíduos dessa faixa etária e também pelo adolescente que ele foi um dia;
- conquistar uma autoridade legítima, alcançada quando a relação envolve respeito, sem posições onipotentes;
- entender as características físicas, psicológicas e sociais da adolescência como fase de transformação;
- respeitar as crenças, os mitos e os tabus e, aos poucos, esclarecer e derrubar as resistências pessoais;
- conhecer científica e tecnicamente bem os métodos anticoncepcionais para falar sobre isso com segurança;
- usar um português fácil e evitar terminologia técnica;
- fugir das respostas estereotipadas;
- demonstrar disponibilidade para ouvir o outro;
- ser uma pessoa aberta para aprender sempre.

Toque do autor: *Os adolescentes devem preferir métodos anticoncepcionais eficientes, de fácil manejo, com maior taxa de reversibilidade, fácil controle e baixo índice de efeitos colaterais. A ordem de preferência é:*

- *pílula anticoncepcional combinada e de baixa dosagem;*
- *injetável hormonal ou implante;*
- *DIU (dispositivo intra-uterino);*
- *minipílula;*
- *camisinha, diafragma, esponjas e espermicidas.*

CAPÍTULO 3
O poder feminino

Nas duas faces de Eva
A bela e a fera
Um certo sorriso de quem nada quer
Sexo frágil
Não foge à luta
E nem só de cama vive a mulher
Por isso não provoque
É cor-de-rosa-choque.

COR-DE-ROSA-CHOQUE — Rita Lee

Sexo é poder. A história antiga conta que o grande e poderoso rei grego Menelau foi abandonado pela bela esposa Helena. Apaixonada por Páris, príncipe de Tróia, Helena fugiu com ele e deixou o marido — perdoem-me a expressão, mas não há melhor que essa! — com uma dor de corno histórica.

Menelau declarou uma guerra que durou nove anos e meio para matar o rival e a mulher que o deixou.

O cinema imortalizou esse conflito. No clássico filme *Cavalo de Tróia*, Kirk Douglas é Menelau e Katherine Hepburn, Helena. Em uma cena antológica, ele entra nos aposentos dela carregando uma grande espada. Encontra a mulher olhando para fora, para aquela mortandade. Helena vira para Menelau, olha nos olhos dele e deixa cair seu manto. Depois de nove anos e meio de guerra para trucidar a esposa traidora, Menelau apenas diz a ela: "Vamos para casa, Helena".

Esse é o poder da mulher. Um poder que ela tem e nem

sempre sabe que tem. Com um simples olhar, a emissão de um sinal corporal, ela derruba o homem.

É interessante refletir sobre gênero e poder. Sempre nos ensinaram que nós, homens, somos os maiorais, os grandalhões, os gostosões, os inteligentes. Aí, aos 14, 15 anos, vamos a uma festinha, loucos para dar uma paquerada naquela menininha de que gostamos. Mas ela nem olha para nós. Então nos perguntamos: "Pô, mas se sou o gostosão, o inteligentão, o fortão, como é que ela não me olha?"

Então o homem percebe que para receber um olhar tem de dançar como o John Travolta nos velhos tempos, tomar um fogo e vomitar no pé dela ou arrumar uma briga, para mostrar que é macho. Mesmo fazendo tudo isso, ela continua a não prestar atenção nele. Com seu vestidinho justo, mostrando um pouco dos seios no decotinho, sai andando com seu balanço normal, aquela ginga de mulher. E, sem fazer o mínimo esforço, catorze orangotangos vão atrás dela.

Joãozinho diz: "Você não tem o que eu tenho aqui", e aponta para o pintinho. Mariazinha retruca: "Minha mãe falou que, com o que eu tenho aqui, consigo quantos quiser desse aí, na hora em que quiser".

E assim, nós, homens, começamos a entender que quem comanda o espetáculo do mundo emocional, do mundo sexual, é a mulher. Podemos dominar o racional, mas não é ele que controla o desejo. O desejo vem antes do pensamento. Habita o cérebro mais antigo, que se desenvolveu muito antes de o homem se tornar um ser lógico e racional.

Sinais sexuais

Amor é cristão
Sexo é pagão
Amor é latifúndio
Sexo é invasão
Amor é divino
Sexo é animal
Amor é bossa nova
Sexo é carnaval.

AMOR E SEXO — Rita Lee e Arnaldo Jabor

Os sinais sexuais são lançados o tempo todo para atrair o sexo oposto. É um perigo! O homem não consegue evitar: olha para toda mulher que passa. Seu cérebro está programado para olhar. É um vício biológico. Mas se ele está com uma mulher bonita, porém toda coberta, os outros machos a olharão menos. Por isso, sociedades muito machistas tratam de cobrir a mulher. Exigem o uso da burca, aquele véu de tecido que esconde até os olhos. Porque, só pelo olhar, ela já emite sinais sexuais.

No entanto, pergunto: será que a mulher do Afeganistão, obrigada a andar sempre coberta, é mais escrava da cultura do que a mulher brasileira, que tem de exibir todo dia um corpo perfeito?

Tudo na moda é projetado para a sinalização sexual. As calças de cintura baixa preferidas pelas jovens de hoje deixam à mostra a barriguinha e muitas vezes aparece até a calcinha.

A barriga é um sinal sexual importante. Pode-se ver pela dança do ventre, que mexe com os homens tremendamente.

A propaganda explora o sexo, a sexualidade, a sinalização sexual. O umbigo, por exemplo, pode ser exibido *in natura* ou na forma de umbigo de marqueteiro. Os produtores de fotos muitas vezes põem fita adesiva nas laterais da cintura para puxar o umbigo de modo que lembre uma pequena vulva. Esse umbigo de marqueteiro sinaliza mais do que o umbigo normal.

Quando fiz minha especialização em sexualidade feminina, fui a vários *stripteases*. Ainda não havia em São Paulo prostíbulos de bairro como hoje. As exibições aconteciam no centro da cidade, na Avenida Duque de Caxias e redondezas. Em plena quarta-feira à tarde, uns trinta homens se reuniam na frente do palco. O silêncio era tanto que dava para ouvir mosca voando.

O *striptease* é uma dança de origem pagã em que as pessoas tiram a roupa. O cristianismo não conseguiu abafá-la, assim como não acabou com a prostituição. Esses mistérios da noite, do sexo, essa caverna misteriosa, sobrevivem. A mulher nua sai do palco de *striptease* na escuridão, que lembra a escuridão vaginal, o mistério. O efeito sobre os homens é mágico.

Já *striptease* de homem é completamente diferente (sou amigo daquele cara do Clube das Mulheres). Parece um circo: a platéia morre de rir. As mulheres vão lá em festas e despedidas de solteira para dar risada. Homem tirando a roupa não tem a mesma magia porque o homem não sinaliza.

A natureza prepara a fêmea para emitir sinais a fim de atrair o macho. Como o homem não emite esses sinais, o que a mulher vê nele é sua capacidade de lhe filhos fortes e segurança. Preocupa-se com a prole, a reprodução da espécie.

Ao longo do desenvolvimento da sexualidade, a mulher erotiza os pés, as pernas, o corpo todo. Ela adquire uma visão mais ampla da atração. O corpo da mulher é um grande mapa erógeno.

Em nós, homens, por muito tempo o erotismo se resumiu

ao pênis. Hoje engloba também os músculos. Mas para a mulher a atração não é só uma coxa, um pênis, um bíceps. Ainda que olhe para um sujeito e reconheça que ele tem uma bundinha bonitinha. A mulher não se focaliza em pedaços do homem, mas sim no conjunto e no que o homem representa na comunidade.

O homem, ao contrário, pode até se casar com um pedaço da mulher. Acompanhei um caso interessante. Um amigo viu em uma revista um anúncio de batom que mostrava seis bocas. Ficou apaixonado por uma delas. Brincando, alguém sugeriu que ele ligasse para a revista para saber de quem era a boca. Ele ligou, descobriu quem eram as modelos da foto e identificou a dona da boca. Telefonou para ela e marcou um encontro. Saiu para jantar, namorou, casou e teve dois filhos com a boca.

Uma mulher jamais se interessaria por um pedaço de homem. O que importa é o que ele representa no total. A sexualidade feminina não é focal como a masculina. É muito mais ampla.

A mídia sabe disso. O *marketing* sabe disso. Tanto é que todos os anúncios remetem à sexualidade feminina. A imagem da *femme fatale* atinge em cheio o receptor do sexo masculino.

Quando se exibe o homem, mais importante do que a estética é o sucesso profissional. Portanto, anuncia-se um sujeito vitorioso. Com a mulher, não. O que se exalta nela são justamente os sinais sexuais.

Em um quadro do pintor surrealista Magritte, aparecem dois seios no lugar dos olhos da mulher, o umbigo no nariz e a vulva na boca. De modo metafórico, o artista alude aos sinais sexuais presentes no rosto feminino, que a maquiagem procura realçar.

Para quem não sabe, o batom não foi invenção da Max Factor nem da Avon. Ele surgiu na Mesopotâmia, onde se pintavam os lábios da mulher de modo semelhante aos pequenos lábios da vulva na fase da excitação — por isso, primitivamente, o batom era vermelho, e não amarelo, verde ou azul.

Não é à toa que uma mulher vai para o toalete em uma festa, passa um batom e volta sentindo-se mais segura e poderosa. Isso faz parte da sua história. O batom é uma sinalização sexual importante.

Em cada cultura, a maquiagem realça os sinais sexuais. Se você vê uma mulher com os olhos pintados, é porque eles têm alto poder de atração. Assim como as pupilas.

Antigamente se pingava um líquido nas pupilas para dilatá-las. É que as mulheres com a pupila dilatada emitiam mais sinais sexuais. Era comum pingar esse líquido antes de ir ao baile, só que a usuária ficava quase cega.

É interessante analisar ainda como esses sinais se manifestam na natureza. Na macaca, por exemplo, um tipo de primata que se relaciona com os machos da espécie de frente, na posição sentada, toda a sinalização sexual passou para o peito, porque o macho tem de ver, não basta sentir o cheiro.

Os macacos passaram a ser mais visuais que outros mamíferos porque tiveram de se adaptar às árvores. Aprenderam a enxergar os insetos e as frutinhas de longe. Já o leão, assim como todos os mamíferos que estão no chão, enxergam menos.

Na sinalização sexual desses primatas, é importante para o macho ver os lábios vulvais da macaquinha. A vulva incha na época do cio e os pequenos lábios ficam vermelhos, molhados e brilhantes por causa do sangue.

Os sinais sexuais que estavam todos atrás nas fêmeas da espécie humana também mudaram para a frente. Mas, no nosso cérebro mais primitivo, o bumbum ainda tem um peso muito forte como sinal sexual. O brasileiro adora bumbum empinado e peito redondinho.

Os seios não são redondos por causa da amamentação. O tecido mamário onde se produz o leite é como uma árvore bem pequena que termina no mamilo. O resto é tudo gordura, de onde vem a forma arredondada.

Isso explica por que a cirurgia plástica é tão valorizada. Ao colocar a prótese de silicone, diversas mulheres se sentem mais femininas. Tenho percebido atualmente, ao contrário do que sempre acreditei, que a cabeça da mulher muitas vezes melhora quando ela faz as pazes com o corpo.

A cirurgia plástica tem esse valor. Por isso, se achar importante aumentar os seios, marcar uma lipo, a mulher deve fazer. O que não aprovo — e escrevi sobre isso no livro *Dez amores* — é o exagero, a neurose.

As curvas femininas decorrem da ação do estrogênio. Por isso, insisto em falar nos meus livros que quem gosta de mulher magra é estilista, homossexual e mulher. O homem gosta de formas, carne.

Até porque, quanto mais seca for a mulher, menos estrogênio ela produz. E, quanto menos estrogênio tiver, menor é a sinalização sexual. O hormônio feminino comanda a sinalização. E o mundo moderno tenta aprimorar esses sinais.

O MAPA DO PRAZER

O orgasmo feminino como fato social é filho dos anos 60. Até então, o sexo para a mulher era sinônimo de riscos: gravidez, doenças, abortos etc.

Nessa década de grandiosas transformações na sociedade, na cultura e na saúde, antibióticos, vacinas e a pílula anticoncepcional reescreveram a história feminina.

Se pensarmos em termos exclusivamente reprodutivos, o orgasmo é dispensável para a fêmea de nossa espécie. Ao contrário do macho, que precisa dele para espalhar seus genes. Isto é, pelo menos na forma antiga e tradicional de concepção, que é engravidar por meio de relação sexual. Hoje, uma agulha retira os espermatozóides, outra aspira óvulos, e o encontro de ambos é promovido por um biólogo dentro de um tubo de ensaio, na fertilização *in vitro*.

Já a fêmea mulher pode engravidar perfeitamente sem experimentar nenhuma satisfação e até sentindo medo e repulsa, como no caso do estupro.

Além disso, o orgasmo feminino é volúvel. Sua ocorrência, freqüência e confiabilidade variam muito de mulher para mulher.

O mais interessante a observar é que tanto o clitóris quanto o pênis se desenvolvem a partir da mesma região no genital do embrião.

Quando estudava psicanálise, ouvi que Freud dizia que o clitóris é um pênis atrofiado. Como sempre fui crítico, imediatamente pensei: "Peraí, professor! Depende do referencial adotado. Posso também dizer que o pênis é um clitóris hipertrofiado".

Posso ainda afirmar, de forma filosófica: o clitóris é como os mamilos de um homem, um atavismo, a frágil assinatura do que poderia ter sido, mas não precisa ser. Segundo esse raciocínio, o clitóris e o orgasmo feminino não chegam a ser adaptações.

O pênis, um órgão objetivamente ejaculatório, também conhecido como *delivery* de DNA, é a adaptação, o objetivo do jogo. Enquanto o clitóris, por sua vez, é um prêmio de consolação.

Ao se posicionar ativamente na excitação sexual, o clitóris se faz presente por uma ereção palpável. Do ponto de vista anatômico, o espaço agrupa nervos sensitivos tão juntinhos que produzem alta sensibilidade, só comparável no corpo à da retina do olho.

O clitóris deu às mulheres o incentivo para experimentar, escolher.

Sabemos que elas demoram a se excitar: sua sexualidade engrena depois de vários encontros com diversos machos hipersensíveis. Isso quer dizer que a mulher mais madura, acima dos 35 anos, já está mais pronta para precisar de bombeiros. Vide fofocas sobre Luma de Oliveira.

Existe uma assimetria do poder entre o hipertrofiado pênis da minha observação e o atrofiado clitóris de Freud.

Há limites na ejaculação do pênis, mas a velinha de aniversário mágica da mulher se acende de novo, por mais que os grandalhões assoprem e assoprem.

Tudo isso pode indicar que, assim como as fêmeas de chipanzé, as mulheres foram promíscuas e diplomatas perambulantes. Caíam na farra do orgasmo múltiplo com vários machos e assumiam os riscos.

No mundo atual, não seria nada adaptativo para uma mulher ficar saracoteando por aí como uma macaca eufórica, porque em muitas culturas tal comportamento erótico leva a apedrejamento e punições severas.

Em certos países da África, até cortam o clitóris de meninas na adolescência, que é uma forma autoritária de decretar: "Prazer, não".

Qual é, então, o poder desse orgãozinho essencial ao prazer feminino?

Toda a complexidade anatômica da relação sexual demonstra que o pênis não estimula o clitóris durante a penetração. Talvez ele tenha se desenvolvido como peça fundamental no orgasmo feminino para encorajar as mulheres a assumir o controle da própria sexualidade e do prazer.

O clitóris tem um papel importante na adaptação da mulher ao mundo orgástico. Mas será que o corpo se estrutura sensorialmente como sistemas políticos hierárquicos ou é apartidário, político e democrático?

A meu ver, o corpo vota funcionando melhor quando bem tratado e vacilando quando mal compreendido.

Na verdade, o clitóris tem seu melhor desempenho quando a mulher se sente repleta de vida e energia. Quando literalmente se esfrega ao seu gosto, urra sua liberdade e dança sua valsa erótica.

O clitóris odeia ser amedrontado ou intimidado. A mulher que fica preocupada porque o parceiro pode achar que ela está demorando muito demorará ainda mais.

As mulheres orgásticas assumem o comando do próprio prazer; não ficam esperando que os parceiros sejam habilidosos ou saibam ler sua mente para adivinhar o que querem. Elas conhecem as posições e os ângulos que funcionam melhor para despertar seu desejo, facilitando sua entrega. Sabem o que as deixa ansiosas e o que tem efeito relaxante.

E vão se aperfeiçoando no decorrer do tempo. Mulheres maduras — posso garantir! — são mais orgásticas que as jovens. O poder de conhecer a si mesma, cultivado ao longo dos anos, se traduz em melhor excitação e prazer no genital. Sabemos que o desejo sexual na mulher é complexo. Está ligado a várias regiões do cérebro. Ao temor, ao medo, às experiências, ao lirismo e às divindades infernais.

Mas as que conseguiram escapar dos seus cinco opressores (natureza, poder econômico, instituições religiosas, terrorismo e mídia) já provaram que possuem intenso desejo sexual. Elas reagem fisiologicamente a estímulos tão rápida e prontamente como os homens.

O clitóris está no olho do furacão. Sabe mais que a vagina. É o maestro que pode reger a grande orquestra em sintonia com o desejo e a fantasia. Se a mulher se reserva o direito de conhecer seu corpo e aprender o que é sensorial e o que é aversivo, colabora com o maestro.

Nada é tão "poderoso" quanto o livre-arbítrio e a autonomia.

CAPÍTULO 4
Entre a realidade e a fantasia

Amo tua voz e tua cor
E o teu jeito de fazer amor
Revirando os olhos no tapete
Suspirando em falsete
Coisas que eu não sei contar...

Vou ficar até o fim do dia
Decorando sua geografia
E essa aventura em carne e osso
Deixa marcas no pescoço
Faz a gente levitar...

PAIXÃO — Kleiton e Kledir

Na prática, porém, as coisas funcionam de maneira um pouco diferente. A mulher lê na revista feminina que, para agradar ao namorado na hora da relação e mostrar que é "boa de cama", uma grande fêmea, tem de dar um gemido em ré sustenido na hora do orgasmo.

E se ela for linda, mas tiver uma estria de três centímetros de comprimento na nádega esquerda, durante a relação sexual pode ficar com medo de que o namorado repare na estria. Ali naquela hora, o cara acha que está transando com ela, mas ela está transando com a estria, não com ele. O parceiro fica desfocado. Embora se ache o máximo, ela não está nem aí com ele, preocupa-se com sua estria.

O rapaz também leu na revista masculina que, para agradar à namorada, ele tem de subir no lustre, dar um salto mortal, cair e quebrar o estrado. "Dr. Malcolm, o senhor não sabe", contou uma paciente. "Meu namorado me deu uma 'gravata' e achou que eu estava tendo um orgasmo. Meu gemido era porque eu estava sem ar. E ele me apertava ainda mais."

Não era gozo, era anóxia (falta de oxigênio). Ela estava roxa, quase morrendo. Não tem nada de prazer. Esse é o sexo jiu-jítsu, muito comum entre os adolescentes hoje em dia.

À ESPERA DOS SINOS, POMBOS E VULCÕES...

Maria leu na infância aquelas histórias de Sidney Sheldon. Leu que o orgasmo acontecia quando a mocinha e o mocinho se encontravam na praia. Quando ele a penetrava, o sino da catedral soava dez badaladas. E, quando ele a penetrava mais uma vez, havia uma revoada de pombos ou gaivotas. Aí o vulcão explodia, os dois tinham um gozo hollywoodiano e global.

A mulher imagina um gozo assim porque foi o que leu na revista e viu na televisão. As protagonistas gozam dessa forma.

Aí ela vai transar com o namorado em um fusquinha apertado. O cara goza em menos de trinta segundos, isto é, tem ejaculação precoce. Ela se machuca no câmbio do carro, fica com câimbra na perna e não sente nada, nada. Não consegue entender o que houve. Afinal, Sidney Sheldon, Hollywood e a Globo mostram o negócio de forma diferente.

Então vai para casa com uma sensação de vazio e pensa: "Que coisa horrorosa! E ainda machuquei a perna no câmbio". Para a próxima relação, decora dez itens do manual do orgasmo publicado na revista feminina. Vai ao encontro do parceiro com essa idéia na cabeça, certa de que "hoje vou ter".

Mas, se ligar o pensamento, você "dança". Orgasmo é assim: não se pensa se vai acontecer ou não. Simplesmente acontece. Orgasmo é entrega, é sensorial.

Toque do autor: *Dizem que o cérebro é o mais importante órgão sexual porque o desejo nasce ali. Mas, depois que ele nasceu, esqueça o cérebro. Quem conduz a sinfonia é o corpo. Se você está com vontade de ter orgasmo, desligue, "corte a cabeça". Porque sexo é relaxamento e entrega.*

O sexo não é só amor. Aliás, sexo e amor são coisas diferentes, completamente diferentes. O amor anseia por tranqüilidade, paz, companheirismo, parceria, tolerância, um crescente de estabilidade. O sexo não. Ele gosta de coisa diferente, de instabilidade.

Para poder ter um orgasmo, é preciso estar com o coração lá em cima, ou seja, antes de um grande prazer tem de haver um desprazer, uma tensão, uma instabilidade.

O preparo que acontece no corpo antes de um orgasmo é um estado de desequilíbrio. O coração bate a duzentos e pouco por hora. A pessoa respira forte, fica com os músculos tensos, transpira. Depois do prazer, o corpo relaxa. O coração e a respiração voltam ao ritmo normal.

As mulheres se assustam um pouco com os movimentos grotescos dos homens, ao pegá-las pelo pescoço, pelo cabelo, e arrastá-las pelas cavernas. É claro que, de vez em quando, elas gostam mesmo de um brucutu. Mas, de modo geral, não.

As mulheres são muito misteriosas porque o genital delas é escondido. A anatomia é destino, dizia Freud. E, vejam bem, o mundo misterioso da mulher deriva exatamente desse segredo.

A racionalidade do homem vem da objetividade do pênis, da certeza de que ele existe, da estatística, da matemática.

As mulheres têm uma sabedoria cultivada a partir do desconhecimento de seu próprio genital, uma consciência de que nem tudo pode ser descoberto.

Nós, homens, demoramos a aceitar essa sabedoria. Tememos o que não conhecemos, até porque pensamos assim: "Será que o filho é meu? Será que ela tem orgasmo? Ou ela me engana? Será que é secreção, corrimento? Será que ela está fértil hoje?" Para nós, é muito difícil entender, inclusive, a gravidez da mulher.

A mulher é velada, tem dentro de si uma célula da noite, uma célula do arcaico, do atávico. Ela realiza sua entrega sexual, sua fissura de entrega, espiritualizando o sexo. Tem de ter poesia, um pouco de êxtase sensorial. Esse é o sexo da mulher. Ela só vai se entregar se, antes de entrar na sua vagina, esse homem entrar devagarinho no seu coração. A intimidade nasce de um processo, e a mulher precisa dessa intimidade.

Se o homem quiser encontrar, de alguma forma, um caminho em direção à mulher, terá de compreender o mundo do afeto também.

As crianças de hoje estão tendo uma oportunidade rara entre as gerações anteriores: a de aprender o sexo de uma forma mais natural, junto com o afeto.

Felizes para sempre

Eu sei que vou te amar
Por toda a minha vida eu vou te amar
Em cada despedida eu vou te amar
Desesperadamente, eu sei que vou te amar.
E cada verso meu será pra te dizer...
Que eu sei que vou te amar por toda a minha vida.

EU SEI QUE VOU TE AMAR — Toquinho e Vinícius

Potencializados pelos hormônios sexuais, alicerçados pela necessidade de um vínculo afetivo, incentivados pelos trovadores da alma, homem e mulher vão escolher alguém na multidão.

O amor é um emaranhado psicodinâmico, onde sempre entra, de alguma forma, a história familiar. Ninguém abraça ninguém sem abraçar o romance familiar desse alguém. Quando você se apaixona, é porque existe um entrelaçamento de pactos inconscientes.

Você pode, também, inventar alguém que não existe de fato, apenas na sua imaginação. Mas que vai ajudá-la a desenvolver sua identidade amorosa, sexual, profissional. Na idealização amorosa, você sonha o tempo todo com o ideal e jamais chega ao real.

Muitas mulheres passam pelo consultório do ginecologista quando estão nessa fase da paixão, da busca do príncipe encantado. Sim, elas ainda esperam o príncipe. Só que hoje ele vem de modo diferente. Não sai de um castelo, montado em um cavalo branco. Sai de uma cobertura de um prédio de luxo e chega de Mercedes.

A grande paixão da minha vida aconteceu aos 18 anos. Nunca mais tive outra igual. Quando a vi, as pernas tremeram. Meu olhar ficava rendido quando ela passava. Lembro que a aproximação foi uma coreografia tímida no escurinho do cinema, antecipando um canto da Rita Lee, para pegar na mão dela.

Quantas vezes acordei ninado pelas mãos dela no meu cabelo? Na verdade, tornei-me um artesão e ela a tecelã de uma manta que nos aqueceu por longos anos.

Falo do amor idealizado nos meus 18 anos porque coração de mulher tem sempre 18 anos. Em geral, elas idealizam mais e por mais tempo que o sexo masculino. Para a mulher, o casamento é um ritual messiânico muito esperado. É importante que se cumpra esse ritual.

Na Itália, dizem que a segunda frustração da noiva é Veneza. A primeira é o noivo. Ela chega aliviada, contando: "Minha lua-de-mel em Veneza foi fantástica, com aqueles caras cantando *Champanhe* na gôndola".

Ela volta daquela maravilhosa viagem. Sonha com Richard Gere a noite inteira e acorda com o marido usando pijama de bolinha. Vai dormir com o maravilhoso galã da sua ilusão. E o marido que é o seu grande tesão dorme ao seu lado de libido apagada, transpirando cerveja na pele suada.

Ela leu na revista feminina que amar é mandar para ele um *breakfast*, uma cesta de café-da-manhã perfeita com pães franceses, geléia importada, mel. Mas, quando a cesta chega, ele já vem voltando do bar do Luisinho, depois de tomar uma média com ovo cozido, com um palito de dente que dança do dente pré-molar esquerdo ao pré-molar direito.

Ela planeja passar as férias em Nova York para fazer umas comprinhas. Ele quer mostrar a ela as belezas do Pantanal Mato-Grossense, pescar um pacu sob 40 graus, ao perfume de Autan.

Aí, pela lógica cristã e também segundo os filmes de Hollywood, o amor muda tudo. Ela pensa: "Vou mudar esse cara. Vou conhecer o mundinho dele. Morro e me estouro. Mas esse cafona vai aprender a apreciar um quadro de Miró". E ele pensa: "Eu, macho, vou me arrebentar, mas essa perua vai aprender a andar a cavalo no sítio e a dançar axé".

E eis que ele acaba internado em um hospital parisiense, o Saint-Élisée, com gastroenterite aguda, por causa de um *escargot* que ela o fez comer. E ela acaba indo de helicóptero para o Einstein, em São Paulo, engasgada com uma costela da tainha que comeu com ele em um acampamento cafona.

Enfim, o sapo vira príncipe e o príncipe vira sapo.

O amor não muda nada, simplesmente administra o que é. E, o que é, é sempre um grande mistério.

Discutindo a relação

Você é meu caminho
Meu vinho, meu vício
Desde o início estava você
Meu bálsamo benigno
Meu signo, meu guru
Porto seguro onde eu voltei

Meu lar e minha mãe
Meu medo e meu champagne
Visão do espaço sideral
Onde o que eu sou se afoga
Meu fumo e minha ioga
Você é minha droga
Paixão e carnaval
Meu zen, meu bem, meu mal.

MEU BEM, MEU MAL — Caetano Veloso

"Os homens são de Marte, as mulheres são de Vênus", diz um livro que já figurou nas listas de *best-sellers*.

De fato, existem diferenças entre os sexos. Mas é possível administrá-las por meio da comunicação entre o casal. Refiro-me à troca verdadeira, à capacidade de se abrir e de escutar o outro. Não ao estereotipado ato de discutir a relação que se traduz por monólogos femininos intermináveis recebidos com total desinteresse masculino.

A comunicação é tão importante para a relação entre homem e mulher que o grande trabalho do terapeuta de casal é ajudar os pares a se comunicar melhor. Homens e mulheres que se comunicam conseguem ajudar o parceiro a crescer e a se desenvolver tanto psicológica quanto socialmente.

Da mesma forma que levanta o astral dos dois, o relacionamento também pode colocar o casal para baixo. Não há relação neutra. Brigas que se repetem, mal-entendidos que se perpetuam e coisas não ditas são sintomas de falta de comunicação entre o casal.

A psicologia fala em assertividade. Significa ser claro em atitudes, palavras, sentimentos. Falar direto: "Gosto de você", "Te odeio". Não há nada mais importante em uma relação do que a assertividade.

Às vezes, porém, as mulheres não gostam de falar o que querem. Preferem mostrar o subtexto, sugerir nas entrelinhas. Esperam que o parceiro adivinhe seus desejos. E nós, homens, somos muito objetivos.

A falta de comunicação pode evoluir para uma disfunção. Por exemplo: a mulher não quer ter relação com o marido, porque não tem vontade, está em plena tensão pré-menstrual. O homem insiste porque a testosterona gera altos graus de ansiedade, pisa nas brasas do homem o tempo todo, e ele quer porque quer.

Para não desagradar o marido — que pode achar que ela não gosta mais dele, procurar outra fora de casa e não transar mais com ela —, a mulher aceita. Não tem vontade, mas aceita. O que vai acontecer?

Ela estará seca no início da relação. Quando a mulher fica excitada, a vagina cresce, fica ampla atrás e se lubrifica para receber o pênis. Na ausência do desejo, esse prelúdio não acontece. Então, quando a mulher transa sem vontade, pode doer um pouquinho na hora da penetração, o que provoca uma sensação desconfortável.

No dia seguinte, o marido quer de novo. Ela, ainda não. Mas aceita. Então aquele desconforto vira dor. Na quarta vez, ela vai ficar pensando: "Poxa, vai doer". E, se pensar, dançou, porque se pensar no sexo nada funciona. O sexo é sensorial. É preciso se entregar. Ao pensar "vai doer", ela tende a contrair os músculos. E dói mesmo.

Se for para fazer um toque genital em uma paciente que está com medo, contraída, eu nem a examino, porque os músculos estarão totalmente fechados. Mas, se ela estiver relaxada, passa até um bebê.

Por esse motivo se aconselham técnicas de respiração e massagem durante o trabalho de parto. É para relaxar, soltar a musculatura, o que facilita o nascimento da criança.

No nosso exemplo, o que era apenas um sintomazinho de um desacerto do casal vira uma disfunção mesmo e pode se perpetuar, enraizar e criar uma neurose realmente complicada. O filme *A guerra dos Roses* apresenta essas batalhas eternas. São aqueles casais horrorosos que se vê o tempo todo, um agredindo, hostilizando e cutucando o outro, dando aquelas flechadas por trás. Fica um ambiente horrível para quem está perto.

Além de uma identidade pessoal, o homem e a mulher têm também uma educação pessoal e uma sexualidade pessoal. Então, a mulher pode achar ótimo ter fantasias sexuais e o homem considerar tudo isso um horror. Depende da educação de cada um.

Uma vez recebi no consultório um casal em que a mulher propôs ao marido, quatro meses após o parto, fazer troca de casais. Ela era mais velha do que ele e estava no segundo casamento. Ele era menos experiente em termos sexuais e muito religioso. Quase chorando, disse que queria se separar porque não sabia o que responder a ela. Essa moça não teve a mínima sensibilidade.

Antes de sugerir uma experiência como essa, é preciso sentir como é o parceiro. Entender a visão que ele tem de liberdade sexual, o código que trouxe dos tempos de menino e só aí colocar a proposta ou não. É necessário perceber o outro, respeitar o que ele sente e pensa.

Muitas vezes, porém, os casais reproduzem aquela música dos Beatles: *I say no, you say yes* (eu digo não, você diz sim). O homem fala uma coisa, a mulher fala outra, o tempo todo, e não se entendem.

A comunicação não acontece apenas em termos verbais. Os casais podem se comunicar pela linguagem corporal: não é preciso falar, só de olhar um sabe o que o outro está pensando.

Humanos são seres relacionais. A vida é relação. Se as pessoas não sabem se relacionar, a saúde fica comprometida. Segundo o conceito atual, saúde é a capacidade que uma pessoa tem de dar respostas ao que a vida lhe impõe, em um tempo relativamente curto.

É óbvio que essa capacidade inclui ter o corpo em ordem, dormir bem, praticar exercícios físicos, evitar maus hábitos, cigarro, bebida. Quem faz isso dificilmente adoece.

Mas vale a pena destacar que saúde não envolve apenas cuidado com o corpo. Se não houver uma boa relação com ele, a coisa complica.

CAPÍTULO 5
A dor da mulher

God is a concept
By which we measure our pain.[3]

John Lennon

A mulher tem uma forma toda especial de usar sintomas e/ou doenças para comunicar seus desencontros e desamores.

No cotidiano da clínica ginecológica, é comum encontrar diversas queixas que não têm uma justificação orgânica — por mais meticuloso que seja o exame clínico e por mais modernos e eficientes que sejam os métodos complementares de diagnóstico. Entre elas são freqüentes, por exemplo, os distúrbios menstruais, as dores pélvicas, as dores na relação sexual (dispareunias), as disfunções orgásmicas e os distúrbios de fertilidade.

Tais quadros, porém, não se apresentam de modo linear: cada um tem sua especificidade conforme o significado da doença para sua portadora.

A dor é apenas a manifestação de que algo não está no seu equilíbrio.

Um sensível médico inglês, M. Balint, dizia que as pessoas adoecem com alguém, para alguém ou por alguém. A prática clínica confirma essa afirmação.

---

[3] Deus é um conceito pelo qual medimos nossa dor.

O tratamento requer abordagem psicossomática. O médico deve estar atento à natureza feminina, à sua psicologia e à sua história sociocultural para "decodificar" a simbologia usada como forma de expressar seus desamores.

Dores crônicas na relação sexual, por exemplo, podem ser a maneira que a mulher encontrou para comunicar uma destas hipóteses: " Não me sinto amada, não estou bem"; "O sexo é ruim, quero um tempo"; "Você não é competente para me dar o que prometeu e ainda sou obrigada a aturar sua mãe".

Distúrbios sexuais, infertilidade, abortos espontâneos, gestação e partos complicados muitas vezes são indícios de dificuldades no relacionamento com a figura materna: a menina ou a mulher não consegue se desvencilhar da mãe, que controla a menstruação da filha pelo absorvente no lixo do banheiro; protege a garota dos perigosos namorados; quase sempre a acompanha às consultas e tenta manipular o ginecologista.

A cólica menstrual é comum em pacientes infantilizadas que lidam mal com sua feminilidade. E se alivia quando elas aprendem a administrar melhor o seu ser mulher.

As disfunções orgásmicas, por sua vez, às vezes desaparecem quando as expectativas de desempenho, o medo de sentir prazer e as culpas são afastados. A ansiedade diminui, o que facilita a entrega.

A infertilidade de uma mulher sem causa aparente muitas vezes se cura "magicamente" após uma adoção, porque o conflito associado à maternidade é trabalhado na relação com o filho adotivo. Daí a musculatura da trompa se relaxa, permitindo o encontro do óvulo e do espermatozóide.

O importante é entender que os sintomas podem ser originados de acontecimentos atuais ou fazem parte da história daquela mulher.

Percepções corporais

Ao longo de seu desenvolvimento, em geral a mulher estabelece uma relação com o próprio corpo que possibilita a ele maior consciência e autopercepção do que acontece com o homem. O resultado é uma integração mais nítida entre a mente e o corpo.

A produção de hormônios sexuais a partir da puberdade e as modificações corporais decorrentes da ação deles — o simulacro de seus futuros seios, o aparecimento da primeira menstruação — provocam alterações na estrutura psicológica da menina, obrigando-a a redefinir sua personalidade.

Novas preocupações passam a fazer parte do seu cotidiano, como o início da vida sexual, a virgindade, os métodos anticoncepcionais, o aborto e o risco de uma gravidez indesejável, solicitando uma reformulação de sua vida.

A partir da adolescência abrem-se, portanto, diversas possibilidades de crescimento e de amadurecimento para enfrentar a realidade.

Um elemento importante a favorecer essa percepção feminina é a ciclicidade, que se manifesta em situações diversas:

- as oscilações hormonais, suas "sensações" e vivências;
- as preocupações constantes com o início da vida sexual, hímen, métodos anticoncepcionais, aborto etc.;
- gravidez, parto e lactação.

Outro elemento que colabora para a consciência corporal são os toques carinhosos recebidos na infância. Nossa cultura estimula diferenças na forma de dirigi-los ao homem e à mulher.

Tive uma experiência interessante na assistência a um parto de gêmeos. Quando nasceu a menina, segurei, toquei e acariciei delicadamente seu corpo. Logo após veio o menino. Toquei esse bebê com mais energia e força. Foi inconsciente. O colega que me auxiliava chamou minha atenção.

Essa forma de relação tátil se prolonga por toda a infância. Homens recebem toques enérgicos, brincadeiras de chutes, socos e lutas. Mulheres recebem toques delicados por todo o corpo. Cabelos, pele, seios, coxas, ombros e pés são cuidados com carinho.

Os homens cuidam dos músculos e do pênis. Genitalizam sua sensualidade, colocando a atenção de forma fálica no pênis.

Já a mulher estrutura todo o seu corpo como uma grande área erógena. Por isso, o auto-erotismo em geral é mais desenvolvido na mulher, integrado a um refinado senso estético.

Migalhas de afeto

O que permite ao ser humano registrar, condensar e sintetizar múltiplos estados e vivências corporais é uma estrutura particular do sistema nervoso central (SNC) batizada de self-corporal. Além de estar atenta a eventos do próprio corpo (como alimentação, secreção, sono e vigília), ela é influenciada pelas relações interpessoais, em especial as estabelecidas com pessoas significativas na história individual.

No caso da mulher, a freqüência de somatizações por meio de problemas ginecológicos seria resultado dessas vivências somadas a fatores hereditários, constitucionais, culturais e emocionais.

Não se podem negar a força construtiva do amor e a força destrutiva do ódio nas relações com a família, o trabalho e os grupos sociais.

A clínica diária demonstra que o maior déficit dessas pacientes é a baixa auto-estima, decorrente do relacionamento com pessoas significativas na sua história: a mãe, o pai ou o encarregado de lhe prestar cuidados não as ouviam nem tentavam compreendê-las. Em vez de acolher essas mulheres, exigiam e julgavam com base em um referencial próprio; determinavam direções a seguir sem considerar as aspirações pessoais delas, punindo-as quando os objetivos traçados não eram cumpridos.

Para conquistar o amor dessas pessoas, essas mulheres/meninas "atuavam" dando o melhor de si. E, desse modo, foram ficando cada vez mais dependentes do aplauso "do outro".

Diante da impossibilidade de lidar com essa carência afetiva, cólicas menstruais, dores pélvicas e disfunções sexuais surgem como um apelo dramático: "Não estou bem, preciso encontrar o meu amor por mim".

A mulher que cresce privada de contato físico pode tornar-se dura e encouraçada. Por outro lado, a abundância de toques carinhosos e a liberdade de movimentos contribuem para a formação de pessoas alegres, sensuais e vivas.

Toque do autor: *Técnicas de relaxamento e dessensibilização são empregadas para tratar alguns bloqueios sexuais porque melhoram a autopercepção sensorial, motivam contatos, toques e carícias e facilitam a quebra da couraça corporal adquirida ao longo da vida.*

Alguém disse que o homem é um animal teatral; mas essas pacientes demonstram grande dificuldade de comunicar seus reais anseios, sentimentos e intimidade. Vivem oprimidas por padrões estereotipados e dominadas por terrorismos estéticos e morais.

O custo é alto: expectativas grandes demais e o desempenho de papéis falsos. É tanta a energia usada para sustentar uma imagem social, um papel ou disfarce que sobra pouco (muito pouco!) para o prazer e a criatividade. As conseqüências são a fadiga, a depressão, que se manifestam por meio de sintomas corporais.

No âmbito cultural, preconceitos seculares dificultam a descoberta natural do prazer. A masturbação, por exemplo, que é o caminho do autodidatismo no que se refere ao sexo, ainda é cercada de mitos e tabus. Ao passo que as chamadas dores fisiológicas (menstruação, defloração, parto, lactação), ao contrário, são reforçadas e hipervalorizadas pela sociedade.

O conceito é bíblico: "Terás teu filho com dor".

Essas crenças se incorporam à mulher, que passa a usar o sintoma dor para receber ganhos secundários. Com que orgulho muitas relatam suas cólicas menstruais e seus partos difíceis: "Sofri dez horas as contrações e dei à luz sem anestesia e por parto normal com dor".

Maravilha — passou no vestibular para boa mãe, paciente mãe, santa mãe, sofredora mãe. O problema é que depois os filhos recebem a conta. Nossa cultura sempre conceituou a mulher como um ser frágil, desprotegido, dependente e incompetente para se responsabilizar pela própria vida. As famílias preparavam (e ainda preparam) as filhas para o messiânico casamento. É como se tudo se resolvesse por aí, até mesmo as dores. Um ditado popular diz: "Quando casar, sara!"

A melhor tradução para essa frase seria: "Quando você for feliz, sara!" Em outras palavras, o casamento é igualado à felicidade. E a maternidade, a mais felicidade.

A prática clínica mostra que essa fórmula nem sempre traz o sucesso idealizado. As mulheres estão começando a descobrir isso: que sua felicidade e seu prazer sexual não podem ser responsabilidade do "outro".

Se a Bela Adormecida ainda ficar esperando o príncipe, continuará adormecida, e sua sexualidade, paralisada. Alegria, criatividade e vida dependem muito mais da coerência entre seus reais anseios e suas ações efetivas do que do príncipe idealizado e dos filhos sonhados.

Enquanto a mulher não perceber isso, a tendência será utilizar fartamente o sintoma dor como forma de expressão. E, assim, deslocar para o corpo um conflito íntimo.

O inconsciente do médico aceita a dor de braços abertos. Saravá! É a dialética do curador.

Um médico sensível, capaz de enxergar a mulher em seus diversos aspectos e se relacionar mais com a pessoa do que com a doença, perceberá a mensagem oculta no sintoma e oferecerá à paciente a possibilidade de crescer e aumentar seu senso de realidade a partir de uma situação crítica.

Minha grande culpa

Todo dia desabam no meu consultório 2 000 anos de culpa. Após 26 anos de atendimento e trinta de formado (quatro fazendo residência e estágios), posso dizer que as mulheres sentem uma culpa imensa. Ficam se culpando o tempo todo. E como é que você faz a reparação da culpa na cultura cristã? Pelo sofrimento, óbvio. Então ajoelha ali no milho.

Quando era pequeno, fui confessar ao padre que tinha matado um passarinho com um estilingue e recebi a seguinte penitência: "Você matou o passarinho, mentiu, agora vai rezar dez Ave-Marias no canto".

A gente ajoelhava no canto e rezava as dez Ave-Marias, sofrendo com remorso por ter atirado no passarinho.

No que diz respeito à sexualidade, tudo acontece como se existisse uma linha delimitando o certo e o errado e a sexualidade estivesse do lado do mal. Quem ultrapassa essa linha, e vai para o lado errado, tem de reparar isso.

Como é que a jovem faz essa reparação quando tem uma relação sexual e seu código de valores diz que aquilo não está certo? Ela não toma pílula, não usa camisinha, arrisca-se a engravidar, faz um aborto. São atitudes que oferecem a ela a chance de reparar sua culpa, mas por outro lado a impedem de se responsabilizar por sua sexualidade.

É comum, também, o uso da tabelinha, um método contraceptivo bastante falho. Ela chega ao consultório no décimo primeiro dia do ciclo e diz: "Doutor, tive relação no décimo dia, o que você acha?" Eu acho que ela pode engravidar.

Quem tem culpa a pagar vai se autodestruir, encher a cara, bater o carro, arriscar-se em situações que podem acarretar um acidente ou ameaçar seriamente sua vida — como ter uma relação sexual sem proteção.

Sabe o porão? O porãozinho no cérebro? Ali há o adolescente que quer se divertir e também o fantasminha que quer destruir. De repente, abre-se a porta do sótão e o fantasminha escapa. Então, a pessoa começa a fazer coisas que vão contra ela mesma.

Investigações clínicas mostraram que boa parte da população feminina em idade fértil (entre os 14 e os 50 anos) apresenta um comportamento sexual imaturo no qual se observa um cruel instinto destrutivo. O relacionamento é acompanhado de destrutividade, culpabilidade e necessidade de castigo.

O DRAMA DO ABORTO

> *Ó pedaço de mim,*
> *Ó metade arrancada de mim*
> *Leva o vulto teu*
> *Que a saudade é o revés de um parto*
> *A saudade é arrumar o quarto*
> *Do filho que já morreu.*
>
> PEDAÇO DE MIM — Chico Buarque

Numa época em que a iniciação sexual do adolescente ocorre cada vez mais precocemente, em que a racionalidade com freqüência é substituída pela instintividade, a criatividade dá lugar à produtividade e a poesia perde espaço para o materialismo, é natural que os vazios existenciais sejam preenchidos por uma possibilidade de amor muito bem representada pela gravidez.

Ter um filho representa estabelecer uma relação amorosa.

Amar não é fácil. Planejar amor, então, é mais difícil ainda. Os amores simplesmente acontecem, por isso há tantos casos de gravidez não planejada.

Entramos aqui no campo da sexualidade genital, ato básico da reprodução, sem levar em conta o prazer e a poesia que podem cercar o coito.

Quando a relação é gratificante, há uma sensível mobilização de energia. Substâncias químicas liberadas promovem relaxamento e bem-estar. Mas, lá no fundo do psiquismo de homens e mulheres, em toda relação sexual está presente a possibilidade de perpetuar a espécie. Esses conteúdos mobilizam atos falhos que transformam desejos inconscientes em realidade.

Assim, exceto quando a paciente utiliza o DIU, pílulas rigorosamente ou houve esterilização, é muito difícil acreditar em gravidez acidental. Nesse contexto, é de esperar que o número de mulheres que vivenciam o dilema do aborto seja grande.

Anualmente, são praticados 150 abortos legais no Brasil, onde a prática é autorizada apenas quando a gestação oferece risco de vida para a mãe ou decorre de estupro. As interrupções clandestinas, no entanto, podem chegar a 900 000.

O aborto é uma das ações mais geradoras de culpa. Há quem acredite que, se for tecnicamente bem-feito, com um médico "de nome", em um hospital moderno, com toda a assistência, tudo se resolve magicamente.

Engano. Um aborto é sempre um acontecimento muito importante para o futuro da mulher (quer ela saiba disso, quer não).

A concepção de um ser vivo é fonte de indagações e perspectivas maiores do que qualquer outro ato.

Independentemente dos motivos, interromper uma gestação significa:

- suspender bruscamente a mobilização crescente do organismo para adequar seus órgãos e funções à gravidez;
- romper com possibilidades de futuro que marcam sua afetividade com alívio ou pesar;
- vestir uma roupagem social de marginal e criminosa;
- incorporar uma culpa até a velhice.

O esquema de clandestinidade em que o aborto é vivenciado na nossa sociedade favorece a irresponsabilidade sobre o ato.

O denominador comum aos abortos provocados é o fato de acontecerem mediante anestesia geral. O feto, produto da concepção, não é visto. Trata-se de algo perturbador.

Sofrer uma perda que possa ser vista ajuda a impedir sua negação, o que tende a favorecer o trabalho de luto. Por isso, aliás, nossa sociedade pratica rituais de velório, cremação e sepultamento.

A fragilidade e a falta de defesa do embrião também dificultam o luto e amplificam a culpa. "Era tão pequeno que não podia se defender", a paciente costuma dizer, revelando sua impotência.

Para complicar ainda mais o quadro, grande parte dos abortos acontece na adolescência, período em que a identidade psicossocial está em formação e faltam elementos para trabalhar esses conflitos.

A fantasia mais persistente é de dano corporal, com perspectivas de lesão nos órgãos genitais, chegando até à esterilidade. As menstruações subseqüentes podem ser interpretadas como abortos mensais, rebobinando no psiquismo feminino suas perdas anteriores mal-elaboradas.

Outros sintomas de fracasso na elaboração do luto são irregularidades menstruais, infertilidade, dores pélvicas, cólicas, corrimentos, disfunções orgásmicas e dor na relação sexual.

Podem restar, ainda, cicatrizes emocionais, que se manifestam anos depois sob a forma de manias, auto-reprovação constante, comprometimento da auto-estima, ressentimentos, agressividade, depressão e isolamento social.

Acompanhei várias pacientes que, na sua história de vida, se submeteram a um aborto. É quase impossível, em alguns casos, ajudá-las a recuperar a esperança de ter novas relações.

Muitas se sentem alijadas de sua própria sexualidade e revelam ter um verdadeiro pavor só de pensar em uma gravidez futura, comprometendo seriamente sua realização sexual, conjugal, familiar e social.

O homem também está sujeito a manifestações de luto. A diferença é que na mulher existe uma participação corporal, o que torna seu drama mais real. Para completar, nossa cultura tradicionalmente exclui a culpa do homem. Uma atitude comum de defesa é negar, questionar: "Será que o filho é meu?"

A vida sexual desse casal também pode ser afetada, inibida ou empobrecida. Não raramente, a mulher tem a sexualidade bloqueada, quando passa a sentir o prazer e o orgasmo como ameaçadores e aflitivos.

Quando procuram um médico, por sua vez, essas mulheres e esses casais nem sempre têm uma boa acolhida. Grande parte dos profissionais não suporta a idéia de que uma paciente tenha a "ousadia" de procurá-los para discutir a possibilidade de interromper uma gravidez não desejada. Sentem-se como se fossem cúmplices de um ato criminoso e não procuram se aprofundar nos significados dessa gestação.

Uma boa iniciativa seria o ginecologista amenizar a tensão, abrir um espaço e criar um clima favorável ao diálogo.

A IMPORTÂNCIA DE COMPARTILHAR

Quando uma mulher engravida e não quer levar adiante a gravidez, exacerba-se nela a necessidade de narrar suas dúvidas, preocupações e angústias. O ser humano precisa disso tanto quanto de ar para respirar.

Compartilhar segredos com alguém em quem a gente confia é o pulmão da alma. Sem esse "desabotoar o peito" acumulam-se "grilos ou sapos" (emoções não resolvidas) e advém o chamado "sufoco".

Emoções não compartilhadas tendem a se eletrificar, a ampliar sua carga perniciosa. O corpo fica carregado e a tendência é liberar compulsivamente essa carga, seja pelo comportamento, seja pela somatização.

O ato de compartilhar vai além: funciona como uma espécie de bênção, de absolvição. Parece que nos legitima. Aliviar a mulher de pesadas culpas impede que ela seja tentada a retornar à compulsão só para esquecer problemas e anestesiar remorsos.

Compartilhar é espantar fantasmas. Isso porque a imaginação solitária supõe que outras pessoas jamais perdoarão suas falhas.

Às vezes me pergunto por que incorporamos a idéia de um Deus moralista, preocupado acima de tudo em reprimir a vida sexual das pessoas. Esse cascalho de crendices necessita de uma garimpagem e de uma lapidação meticulosas. Depois sobrará o ouro puro de um Deus aprofundado, a idéia de que existem forças superiores às nossas, inclusive dentro de nós, extremamente misteriosas.

Mistério remete à revogação da arrogância humana, quando a pessoa imagina que tudo sabe. Todo saber é falho se não for alicerçado na compreensão do ser humano.

A palavra Deus serve para nos fazer relembrar, cotidianamente, de que existem forças superiores, fora das pessoas e dentro delas.

Ninguém domina a vida nem a própria vida.

Ninguém controla a cabeça das pessoas nem a própria cabeça. Nossos humores, desejos, sonhos e emoções tomam rumos diferentes da nossa vontade: são literalmente indomáveis.

A mente manda muito mais em nós do que mandamos nela. Nem sequer amamos aqueles que queremos amar, nem paramos de amar quando assim o determinamos.

A sexualidade segue rumos e caprichos contra os quais nada podemos fazer.

Nossa agressividade é manhosa: torna-se brutal quando menos se esperava e cheia de mansidão quando tudo indicava brutalidade.

Por tudo isso é que insisto: *é preciso escutar a mulher que não se sente feliz em gerar uma criança*, indo contra sua própria biologia.

Só motivos muito sérios podem levá-la a considerar a interrupção de uma gestação. Falar com outro ser humano, que a ouça e entenda, pode ser o único meio de recuperar sua dignidade de mulher.

Sem ter com quem desabafar suas aflições, ela tende a abortar perigosamente, por desespero, ou se fechar em si mesma, carregando esse feto como um corpo estranho, junto com suas compulsões de morte e seu descrédito nas relações humanas.

Ainda que não se atreva a fazer um aborto clandestino, seus pensamentos podem se limitar a girar em torno de soluções de desalento em face de si mesma, dos homens e da sociedade. Pior: se essa mulher não for ouvida, quer aborte ou não, a experiência em nada terá contribuído para sua maturação psíquica.

O caminho do diálogo e da acolhida talvez possa oferecer a ela condições psicológicas de arcar com a gestação que se esforça por repudiar. Uma explicação para a mudança de idéia é descobrir, ao expressar suas angústias, um clarão de esperança, uma possibilidade de amor, uma promessa de alegria para si mesma.

Os médicos que carregam a bandeira da criminalização do aborto, reforçando assim sua manutenção na clandestinidade, se esquecem de revigorar em todo ser humano que os procura a fé em si mesmos, no próximo e nas relações humanas.

No mundo árido e irracional do homem, é fácil classificar o ato como criminoso, indecoroso, vergonhoso etc. "A mulher é um ser inferior" e, afinal, "pimenta nos olhos do outro não arde mesmo."

A maioria dos homens não sabe, não sente e não compreende a violência da agressão à identidade da mulher que passa por essa desastrosa experiência, principalmente aqueles que manejam os podres poderes (religiosos, juristas, políticos) e ditam suas regras.

Nós, médicos, só cumpriremos nosso papel de cuidadores se oferecermos à mulher um apoio no presente para que no futuro ela possa arcar com sua decisão, seja qual for.

CAPÍTULO 6
Maternidade e reprodução

Quando, seu moço, nasceu meu rebento
Não era o momento de ele rebentar
Já foi nascendo com cara de fome
E eu não tinha nem nome para lhe dar
Fui assim levando, não sei lhe explicar
Fui assim levando, ele a me levar
E na sua meninice ele um dia me disse que chegava lá
Olha aí; olha aí
Olha aí, ai o meu guri, olha aí.
Olha aí, é o meu guri.

MEU GURI — Chico Buarque

Somos seres simbólicos. Para nós, engravidar não significa apenas e tão-somente garantir a reprodução da espécie.

Quando a mulher engravida, acionam-se forças de futuro. É como dirigir um automóvel: você olha para a frente e às vezes dá uma olhada no retrovisor.

No caso, o retrovisor é aquela bonequinha que a mulher carregava no colo na infância. A gravidez se inicia por volta dos 5 anos de idade, quando ela imagina que sua boneca é o filho que tem com o pai ou alguma figura paterna.

Por esse motivo, quando aborta um embrião com apenas 35 células, a mulher se entristece e fica de luto. Sente que perdeu o filho com que sonhou desde a infância.

A paternidade e a maternidade estão entre as mais sublimes experiências de realização da alma humana. Por essa razão, podem representar uma sórdida armadilha, quando não são vivenciadas como uma aventura de aprendizado e de desenvolvimento. Tudo depende do contexto, do significado subjetivo e das condições de cada indivíduo.

Entendendo o Ciclo Menstrual

A pélvis feminina tem uma rosa sangrante: o útero, órgão da procriação, berço esplêndido dos nossos filhos.

Dos 12 aos 50 anos, em média, acontecem os ciclos menstruais. Desde a adolescência, as mulheres passam a "ciclar" com uma única finalidade: a reprodução.

O ciclo mensal é um martelo a proclamar: "Engravida, engravida". E fica ali martelando todo mês. Pois, enquanto a mulher está "ciclando", estrogênio e progesterona se encarregam de montar dentro do seu útero um quarto de bebê.

Além de ser o artesão do corpo feminino, o estrogênio ainda fornece à mulher aquele sexto sentido, a intuição feminina, um canal a mais para prever algumas coisas, que o homem não tem.

Mas por enquanto vamos nos fixar apenas no que ocorre nos genitais. Enquanto circula na primeira metade do ciclo menstrual, o estrogênio torna o canal vaginal receptivo aos espermatozóides. Põe um tapete vermelho e algumas flores, prepara o ambiente para a chegada das células masculinas.

O colo do útero é a porta desse órgão. O estrogênio abre essa porta e faz descer por ali uma secreção, um sinal de boas-vindas para os espermatozóides.

Dentro no útero, o estrogênio constrói o tal quarto de bebê todo mês. Nas trompas (hoje chamadas pomposamente de tubas uterinas), ele prepara um tipo especial de células, as células ciliadas, que facilitam a subida dos espermatozóides e a descida do óvulo fecundado para o útero.

O estrogênio também confere as formas arredondadas à mulher. A gordura é fundamental para engravidar e ter um bebê. Sem esse hormônio, as mulheres ficariam retas, como nós, homens. Perderiam a cinturinha, o bumbum, os seios e outras curvas que tanto atraem o sexo oposto. Ele também atua sobre o cérebro feminino, deixando a mulher mais aberta, comunicativa e receptiva. Seus sentidos ficam mais aguçados.

Como o organismo é uma grande orquestra, o estrogênio atua em sintonia com outro hormônio, a testosterona, que é o anjo do desejo sexual.

Quem impulsiona a mulher a ter relações sexuais é a testosterona, que ela fabrica, assim como nós, homens.

Se uma mulher estiver completamente fria e não tiver histórico de abuso sexual na infância ou qualquer outro evento psicológico grave capaz de bloquear o desejo, basta dar nela uma injeção de testosterona que ela avançará até na amiga ao lado. Verdade! Falo isso com a maior tranqüilidade, porque sempre fui muito atento ao emocional da mulher.

A testosterona sobe com o estrogênio no meio do ciclo feminino. O pico de estrogênio anuncia que ela vai ovular. E 24 horas antes há um pico de testosterona, para focalizar o macho no ambiente social e fazer que ela se abra para ele literalmente: a vagina estará receptiva, o colo do útero aberto.

Se a mulher encontrar o parceiro e tiver uma relação sexual, os espermatozóides serão lançados e ela poderá engravidar após a ovulação. Essa é a programação.

Na segunda metade do ciclo, isto é, depois da ovulação, entra em cena a progesterona, que é uma galinha choca, extremamente brava. Ninguém chega perto dela.

A progesterona inverte tudo o que o estrogênio havia feito. Por exemplo, torna o canal vaginal hostil. Se um espermatozóide cair ali, ficará imobilizado pela química vaginal. A porta que estava aberta agora é fechada com dez cadeados. A vagina seca, o muco desaparece.

No cérebro, a receptividade é substituída agora pela hostilidade. O intestino passa a funcionar menos. O trânsito é mais lento, para reter sais, proteínas e material nutritivo.

A progesterona termina de preparar o quarto do bebê: aquece o colchãozinho e põe cinco mamadeiras no berço, formado pelas glândulas do endométrio: uma de água, uma de sais minerais, uma de açúcar, uma de proteínas e uma de gorduras. Quando o bebê chega, tem como se alimentar.

Se a gravidez acontece, o bebê é recebido nesse ambiente acolhedor. Do contrário, o quarto se desmancha e sai na forma de menstruação. Berço, cortina, brinquedinho, tapete, mamadeira, vai tudo no sangramento.

Pode-se imaginar o trabalho que é, todo santo mês, dos 12 anos — quando ocorre a primeira gravidez hoje em dia — aos 35, a mulher montar e desmontar esse quarto?

Uma hora pode sobrar um pedacinho de cortina, um vestígio do berço. É por isso que hoje ocorrem tantos casos de endometriose, doença em que parte do sangue menstrual reflui para o organismo feminino (em vez de ser eliminada pela vagina) e suas células aderem a locais fora do útero, como os ovários, o interior da cavidade abdominal, a superfície dos intestinos.

Essas células continuam a responder aos hormônios femininos, o que provoca fortes cólicas menstruais e dores na relação sexual. A endometriose atormenta cerca de cinco milhões de brasileiras e é a maior causa de infertilidade em mulheres jovens.

Uma coisa interessante é que, em 1800, a primeira menstruação acontecia por volta dos 17 anos no mundo inteiro. Aos 18, as mulheres ficavam grávidas. Atualmente, a primeira menstruação se dá aos 11, 12 anos. Em casos normais, se não se fizer nada. Às vezes, ela se adianta e surge aos 9, 10 anos.

O fato de menstruar mais cedo, por si só, contribui para um aumento nos índices de gravidez na adolescência.

Se a menina ovular antes dos 15 anos, também estará sujeita a engravidar. Quando se é muito jovem, a biologia pode predominar sobre a cultura.

A garota que engravida entre os 10 e os 14 anos tem a primeira relação sexual quando o estrogênio e a testosterona estão em alta. Ela está propícia a engravidar, a ceder ao namoradinho que a procura nos dias em que está fértil. Por isso, essas meninas engravidam fácil.

Gravidez: momento de crise

É comum ouvirmos no dia-a-dia que "gravidez não é doença; gravidez é saúde". Concordo por um lado, mas discordo por outro.

A obstetrícia clássica encara a gravidez como um período de quarenta semanas em que a mulher apresenta modificações no corpo e no seu funcionamento. Essas adaptações gerais e locais visam a preparar o organismo feminino para o parto.

Os obstetras aprendem a cuidar do corpo da mãe e do feto. Para isso, contam com recursos da moderna tecnologia. Exames auxiliares são fundamentais na boa assistência pré-natal, pois contribuem para monitorar as intercorrências clínicas e a gravidez de alto risco, melhorando as estatísticas de complicações e mortalidade maternas e fetais.

No entanto, a grande maioria dos obstetras, por causa de uma formação universitária deficitária e capenga, pensa na gravidez como reprodução. Eu diria que são "veterinários de damas".

Tornar-se mãe ou pai é diferente de se reproduzir. Nem sempre o médico está atento a todas as mudanças provocadas pela gravidez, que são capazes de perturbar o equilíbrio do casal.

A gravidez é uma fase de crise, na medida em que se caracteriza por transformações profundas na vida social, profissional, afetiva e corporal da mulher e de seu companheiro. Tais modificações psicossociais podem desestruturar todo um referencial prévio de valores, modos de relacionamento e até mesmo a identidade.

O casal precisa dar respostas razoavelmente rápidas e adequadas a essas situações. Nove meses é um tempo muito curto para essa adaptação.

Como todo período de crise ou de transformação vivencial, a gravidez pode colaborar para o crescimento pessoal, quando os ajustes conduzem a um novo nível de integração. Ou levar a pessoa a adotar comportamentos infantis (regressivos), que denunciam baixa capacidade de adaptação.

Para a compreensão dos fenômenos que ocorrem durante a gravidez e após o parto, é preciso estar atento às emoções, aos sintomas corporais e aos comportamentos sociais que comunicam as dificuldades enfrentadas ao longo desses nove meses.

Uma estranha em meu corpo

As modificações impostas pela gravidez requisitam um organismo sadio. Tanto que em mulheres com doenças razoavelmente controladas, como diabetes ou uma leve cardiopatia, pode ocorrer uma descompensação durante essa etapa. Ou seja, o período gestacional é uma prova de esforço orgânico.

As mudanças no funcionamento desse corpo exigem uma reelaboração da imagem corporal e uma redefinição da identidade corporal.

As queixas mais comuns são: "Eu me sinto uma estranha em meu corpo!"; "Usava meu corpo com naturalidade e agora não consigo me controlar como fazia"; "Tenho vergonha de me despir"; "Às vezes tropeço repetidamente".

Em decorrência disso, muitas gestantes adotam posturas e comportamentos estranhos.

Convém acrescentar que isso acontece em uma época de terrorismo estético. A sexualidade feminina é associada quase exclusivamente à imagem refletida no espelho.

Quando o parceiro dá à gestante um suporte de que, mesmo com o corpo modificado, continua inspirando seu desejo, ela se comporta de acordo com essas observações. Daí fica bem mais fácil assimilar a nova imagem corporal e integrá-la em sua vida.

Mas não é o que acontece de praxe. A maioria dos companheiros se afasta e modifica completamente os hábitos sexuais do casal.

Sentimentos em Ebulição

Não importa a cultura ou a camada social. A gravidez movimenta sempre sensações e sentimentos antagônicos, instintos de vida e morte. De vida, porque um filho representa situações de perpetuação, transcendência, renascimento, esperança, movimento, coragem, ousadia, alegria, prazer e sentimentos de beleza, poesia, encontro, aprendizado, energia, confiança, aventura e amor. De morte, não só pelos perigos relacionados ao parto, mas também pelo fato de a gestação ocasionar a perda de liberdade, da comodidade, do *status* infantil e de uma boa dose de irresponsabilidade, ou sentimentos de divisão, insegurança, dúvida, separação, medo, frustração, ódio.

A gravidez é um terreno fértil para que tudo isso venha à tona. Por mais desejado que seja, o bebê gera apreensão, dúvida e medos. A forma de administrar essa situação nova será influenciada pelo grau de maturidade da mulher.

Três fenômenos dominam o cenário psíquico da gestante: a regressão (infantilização), a ambivalência (conflito entre tendências) e a crise de identidade (dificuldade em aceitar o novo papel).

A regressão é um mecanismo de defesa habitual diante de situações de ansiedade e em muitos casos desaparece espontaneamente após o nascimento da criança. Em 20% das gestantes, no entanto, pode permanecer e interagir com outros fatores, concorrendo para o aparecimento da depressão pós-parto.

Há vários graus de regressão. Nos mais profundos, as gestantes voltam a usar mamadeira. Lembro de uma jovem do interior que engravidou aos 16 anos. Para que ninguém soubesse da gravidez, a mãe a mandou para a casa de uma tia em São Paulo. Só poderia voltar para a sua depois que a criança nascesse e com a condição de que a apresentasse como se fosse adotada.

No fim de uma tarde, essa jovem grávida pediu à tia uma mamadeira. A tia não entendeu direito, mas mesmo assim atendeu ao desejo da sobrinha.

A ambivalência é a presença simultânea de atitudes e sentimentos opostos: amor e ódio, por exemplo. Na gravidez, a mulher faz um mergulho no passado em busca de respostas para o que está acontecendo no presente. Procura um modelo de mãe com o qual possa se identificar. Então depara com as fantasias inconscientes de sua infância: a mãe-fada e a mãe-bruxa. A gravidez oferece a oportunidade de elaborar ou negar esse conflito.

Embora o ditado popular reconheça que "ser mãe é padecer no paraíso", nossa cultura nem sempre garante à gestante o direito de expressar os dois lados: demonstrar o perfil alegre, poético e feliz da gravidez, mas também revelar os sentimentos desagradáveis e as dificuldades desses nove meses.

Experimente admitir que às vezes você sente raiva da gravidez. A resposta virá rápido: "Você está rejeitando seu filho!"; "Essa raiva vai passar para o bebê e ele vai nascer nervoso!"; "Seu bebê vai sentir sua tristeza"...

Toque do autor: *Mulher nenhuma rejeita o filho na gestação, porque ele ainda é uma fantasia. O que às vezes rejeita é a situação da gravidez, o que está por vir, que para ela pode ter um significado ameaçador.*

Só pode existir rejeição ao filho após o parto quando ele é uma realidade física. Esse fato é percebido quando o filho idealizado não corresponde ao real, o sexo não é o esperado, a criança tem malformações ou o processo depressivo ou psicótico se instala.

Finalmente, a crise de identidade surge quando a gestante não aceita as mudanças em curso no seu corpo ou se sente insegura ao trocar o papel de filha pelo de mãe.

Muitas vezes, a mulher abomina, mesmo que inconscientemente, o modelo de mãe, rígido e tradicional, apresentado pela sociedade. E estando em conflito tende a exercer esse papel sob tensão, o que pode trazer complicações.

Convém lembrar que o ambiente é afetado pela gestante e vice-versa. A gravidez mobiliza, inclusive, emoções nas pessoas que estão ao redor. É muito comum, por exemplo, o surgimento da inveja da gestante.

Infelizmente, a sociedade ainda vê a gestação como algo mágico, carregado de tabus e preconceitos. Trata a mulher grávida como se estivesse doente e muitas vezes a impede de participar da vida comunitária normal.

Desse modo, a gravidez é impregnada de mensagens negativas. As muitas comadres se encarregam de disseminar histórias de complicações extremas e catástrofes obstétricas. Essas mensagens geram insegurança e estimulam a grávida a assumir o papel de vítima.

A dificuldade para se adaptar tende a ser maior quando existe um problema prévio em relação à identificação com a figura materna. Mas, se for bem vivenciado, esse período pode fornecer ganhos imensos à maturidade biopsicossocial.

O DESEJO NA GANGORRA

A sexualidade também fica diferente. No primeiro trimestre, sujeita a enjôos, dores nas mamas, mais sonolenta e com medo de abortar, a mulher recolhe seu desejo sexual para um canto mental. Ele fica ali quietinho até que alguns temores desapareçam. A característica principal desse momento é a introversão. A mulher está totalmente voltada para o bebê.

No segundo trimestre, o organismo já está mais adaptado à gravidez. Há melhora dos enjôos, o sono diminui um pouco. Mas pode haver ainda muito conflito na parte psicológica. A característica principal dessa etapa é a percepção do movimento fetal.

Com o aparecimento da barriguinha, a mulher focaliza novamente o meio exterior. Volta para o mundo real. Preocupa-se com o marido e com sua capacidade de atraí-lo sexualmente.

É interessante observar que o sexo do bebê às vezes interfere no relacionamento íntimo do casal. Hoje, a gestante pode descobrir se espera um menino ou uma menina com doze semanas de gestação, e as reações muitas vezes diferem conforme o sexo. Quando o bebê é homem, em geral há um aumento do desejo sexual. Quando é mulher, parece haver uma identificação maior da mulher com a filha.

No terceiro trimestre, há certa perda do desejo sexual. Os responsáveis são os medos relacionados ao parto, à amamentação e à situação nova que se aproxima. São comuns as fantasias de aniquilação e morte ao dar à luz o filho. A principal característica dessa fase final da gestação é a estruturação do novo esquema corporal.

Enfim, a gravidez é uma situação que abre para a mulher um rico painel de possibilidades. Dentre todas, a mais estimulante — e às vezes mais destrutiva — é a de viver um amor por um pequeno ser que vem ao mundo totalmente dependente dos seus cuidados.

Hora de nascer

Meu corpo
Meu templo
O tique-taque do tempo
Não exclui a eternidade
O caminho é desconhecido
A noite é escura
E a estrada está cheia de perigo.

ETERNO AGORA — Rita Lee e Roberto de Carvalho

O parto é um momento importante, mas não o mais importante.

Para nós, médicos, é simplesmente quando o bebê do mundo fantástico da imaginação migra para o mundo real e se torna um ser de carne e osso.

Há uma grande discussão sobre qual seria o parto ideal.

Em trinta anos de ginecologia, já fiz muitos e muitos partos. Hoje trabalho mais com hormônios. Diria apenas que o melhor é estudar cada mulher, suas características físicas, seus desejos, sonhos e expectativas e então definir o que é mais indicado naquele caso.

Como orientação geral: se o bebê pesar mais de três quilos, é arriscado um parto vaginal. A não ser que seja um parto completamente natural: a mulher chega com dilatação, contração e o bebê nasce. Aí é ótimo.

Mas parto com indução, cinco, seis, doze horas forçando para depois fazer um fórceps no final? Não vejo muito sentido nisso.

Se a mulher insiste em parto normal, eu aviso: se o bebê for grande, no futuro poderá haver repercussões na bexiga. Se a paciente assume o risco, então vou em frente.

Agora, se me perguntassem sobre a minha vida pessoal, o que eu recomendaria para uma filha ou sobrinha, eu nem pensaria duas vezes: cesárea. Por quê? Porque hoje você protege a mulher com a cesariana, não existem mais as complicações cirúrgicas de antigamente, as infecções.

As mulheres têm dois ou três filhos, no máximo. O que limitava muito a cesariana no passado era que se pretendia ter seis, sete filhos por meio de parto cirúrgico. Isso é contra-indicado. Só podem ser feitas até cinco cesáreas.

Quanto à sensualidade futura, minha prática diz que a cesariana é mais saudável que o parto vaginal. Mesmo com boa assistência obstétrica, dois ou três partos vaginais com bebês grandes podem causar alterações anatômicas capazes de comprometer a vida sexual da mulher e o controle da urina.

Tive uma rara e grata oportunidade de acompanhar duas irmãs que se tornaram minhas pacientes. A diferença entre elas era de apenas um ano de idade. Uma se formou em psicologia. Foi minha aluna logo no começo da carreira. Era completamente *high-tech*. Consumia alimentos industrializados, tomava pílula anticoncepcional, aproveitava todos os recursos mais modernos.

A outra gostava da vida natural. Resolveu morar em um sítio, onde plantava alfaces, criava galinhas e cavalos. Sua opção foi radical. Não utilizava nenhum recurso tecnológico. Teve cinco filhos em casa. Fiz o parto do primeiro, quando o sítio onde ela morava ficava perto de São Paulo. Os outros nasceram sem assistência médica.

Passaram-se quinze anos e as duas continuaram minhas pacientes. Ambas estavam na faixa dos 40 anos de idade, mas a diferença entre a mulher natureba e a mulher *high-tech* era brutal.

A que ficou no sítio, que deu à luz de forma natural, que plantava suas verduras e não usava nada na pele, nem protetor solar, parecia ter 60 anos. A irmã, ao contrário, era muito bem-cuidada. Aparentava, no máximo, 25 anos.

Havia outras diferenças ainda piores: a que deu à luz em casa tinha o útero caído e a vagina alargada. O marido reclamava. Deixava escapar urina quando tossia, tinha hemorróidas enormes e seios completamente caídos.

A outra, que teve filhos por cesárea, estava "inteiraça".

Qual foi mais feliz? Não sei.

Essa história ilustra apenas o preço que se paga pelas escolhas feitas.

Depressão pós-parto

Seja como for que o bebê venha ao mundo, após o nascimento a mulher se depara com a criança concreta. As fantasias e as idealizações são esvaziadas pela realidade.

Os sentimentos de realização inundam o ego da nova mãe.

O recém-nascido provoca modificação de vínculos e uma divisão de afetos. Em geral, tanto a mulher quanto o marido estão dispostos a dividir seu afeto, porém de um modo racional e lógico.

Estão dispostos, mas não preparados.

É comum um pai, inconscientemente, querer continuar no seu papel de filho ou de amante. O mesmo acontece às vezes com a mulher.

Sendo assim, a presença de um filho poderá criar situações extremamente carregadas de sentimentos de culpa.

A mulher terá de aprender a atender às demandas do bebê, a começar da amamentação, e a administrar novas responsabilidades.

Amamentar o recém-nascido pode ser gratificante ou bastante complicado, dependendo da condição individual.

Por tudo isso, o pós-parto, que tem a duração de três a quatro meses, também conhecido como puerpério ou quarto trimestre de gestação, é considerado outro período de adaptação.

Logo após o nascimento da criança, a imagem corporal da mulher se desestrutura; surge ansiedade ao se defrontar com o desconhecido e às vezes uma sensação de perda de parte importante de si, como se algo valioso lhe tivesse sido arrancado.

Esse contexto produz um estado de confusão que se

caracteriza por sensações de estranheza, despersonalização e perda de identidade.

Essa fase de desestruturação inicial é superada na maioria dos casos. No entanto, de 10% a 15% das novas mães manifestam sintomas de depressão pós-parto, que podem ter graus variados:

- instabilidades de humor e algumas somatizações;
- euforia, auto-valorização excessiva, superproteção do bebê;
- obsessão por limpeza e ordem; neurose da mãe perfeita;
- isolamento, melancolia, anorexia, auto-acusação e depreciação;
- ciúme, inveja, impaciência, idéia de perseguição por parte do médico e/ou das enfermeiras;
- constipação, dores gerais, vômitos, febre, diarréia;
- crises hipocondríacas;
- pseudo-alucinações;
- recusa em cuidar do bebê;
- nos casos mais severos, suicídio ou tentativa de se livrar do bebê.

Uma assistência pré-natal mais ampla contribui para prevenir a depressão pós-parto. Psicoterapias individual, de casal ou de grupo facilitam a vivência da gestação, a formação de vínculo entre mãe e filho, o desenvolvimento dos papéis parentais e a comunicação entre o casal.

Ao abandonar sua postura onipotente e narcisista, o médico pode estabelecer uma relação mais saudável com a paciente e se integrar em trabalhos de equipe que permitam uma abordagem mais humanista.

Faz parte do trabalho do obstetra identificar os sentimentos e as dificuldades iniciais da nova mãe e oferecer orientação ao casal, inclusive no que diz respeito à reintegração da vida sexual, estimulando a escolha de um método eficiente de contracepção.

Uma vez instalada, a depressão pode ser tratada por meio de drogas (antidepressivos, ansiolíticos e tranqüilizantes); psicoterapia de apoio individual, de casal ou familiar; exercícios corporais (ioga ou dança); e arte-terapia, com pintura ou escultura.

CAPÍTULO 7
O valioso auxílio dos hormônios

O que será, que será?
Que me queima por dentro,
Que perturba o sono,
Que todos os ardores me vêm atiçar,
Que todos os meus nervos estão a rogar
Que todos os meus órgãos estão a clamar
Que nem dez mandamentos vão conciliar
Nem todos os ungüentos vão aliviar,
Nem todos os quebrantos, toda alquimia
O que não tem "remédio" nem nunca terá
O que será?

O que será? (À flor da pele) — Chico Buarque

Da menarca (primeira menstruação) à menopausa, queira ou não, a mulher não é dona do seu corpo. Está atrelada ao fluxo hormonal. Ela não domina o corpo e, quando tenta mudar essa regra da natureza, sofre complicações.

Felizmente, a medicina moderna ajuda a driblar essas determinações biológicas.

O estilo de vida da mulher atual difere completamente do de nossas bisavós. Naqueles velhos tempos, as mulheres tinham quinze filhos. Como não havia antibióticos, vacinas, água encanada e esgoto — a água era de poço nas cidades ao redor de São Paulo —, o índice de mortalidade infantil era altíssimo.

Dos quinze, criavam seis. O resto Deus levava. As crianças

morriam de difteria, amigdalite, otite, apendicite, rubéola. "Vingaram seis", era como nos diziam.

Minha bisavó do Paraná teve quinze filhos, perdeu oito. Sete morreram de infecção.

Dos 14 aos 44 anos, elas tinham dez amamentações também. Quando se está grávida ou amamentando, não ocorre ovulação nem sangramento, porque a menstruação depende da ovulação.

As mulheres menstruavam e ovulavam muito pouco. Passavam a maior parte do tempo grávidas ou amamentando.

Essas eram as mulheres biologicamente corretas. No esquema da natureza, natural é a mulher estar grávida, amamentando, e não "ciclar" regularmente. Nossas bisavós tinham entre 40 e no máximo 80 ciclos menstruais.

A mulher atual começa a menstruar aos 12 anos e vai até os 52. São dez anos a mais que a mulher antiga: cinco no começo e cinco no final. Ela passou a ter quinze gestações a menos. E o número de ciclos menstruais durante a vida saltou para de 400 a 500. Não sei se é bom, mas é diferente.

As mulheres hoje querem estudar, fazer pós-graduação, desenvolver-se na carreira e engravidar após os 30 anos de idade. Isso requer uma adaptação do corpo, que implica endometriose, cólicas menstruais intensas, anemias por menstruar muito, miomas (tumores benignos) e até mesmo câncer de mama, útero e ovário.

Sem falar em uma velha conhecida, a tensão pré-menstrual (TPM). Há até uma piada que diz: "Vocês sabem qual é a diferença entre a mulher com TPM e o seqüestrador, não sabem? Com o seqüestrador tem negociação".

Quanto mais precoce for a primeira menstruação e quanto menor o número de gestações, mais alto será o número de ovulações e, conseqüentemente, os níveis de estrógeno. Por isso a incidência de câncer tem crescido.

O que é a sexualidade hoje? É viver do jeito que você quiser. Poder trabalhar, pintar, fazer música, optar por não ter filhos, ter um filho só ou preferir uma adoção. Correr atrás do que você deseja. Poder decidir e executar.

Planejamento familiar

Apenas 7% das brasileiras casadas não têm acesso aos métodos contraceptivos, segundo uma pesquisa do Banco Mundial em parceria com a Organização Mundial da Saúde.

A taxa, uma das mais baixas entre os países emergentes, não revela, porém, que, embora os métodos estejam disponíveis, faltam em nosso país informações adequadas a respeito deles.

Uma pequena porcentagem as recebe de forma dúbia, rarefeita e, na maioria das vezes, tendenciosa.

Apesar dos esforços da comunidade médica para disseminar informações de qualidade, ainda estamos sujeitos à mediocridade da Igreja, que divulga pelos quatro cantos os métodos mais ineficientes.

Conheça, a seguir, alguns métodos seguros e eficazes. Mas, antes de optar por um ou outro, converse com seu médico. A maioria tem contra-indicações que precisam ser consideradas.

Anticoncepcionais hormonais

Estabilizam o ciclo e reduzem a produção hormonal (o suficiente para evitar a ovulação). Atualmente, seus benefícios superam o efeito anticoncepcional. Eles propiciam:

- menor incidência de câncer do ovário e do endométrio, miomas, dor nas mamas, cólicas menstruais graves e tensão pré-menstrual;
- maior regularidade menstrual;
- menor perda sanguínea na menstruação;

- menor incidência de doença inflamatória pélvica;
- melhora a acne, a seborréia (gordura na pele) e o excesso de pêlos;
- menor incidência de úlcera duodenal;
- não interferem na espontaneidade e naturalidade do ato sexual;
- alta taxa de reversibilidade;
- alta eficiência.

O mais conhecido dos métodos hormonais é a pílula. Ela se inspirou na natureza. Os cientistas descobriram que a mulher não ovula na gravidez porque não interessa à natureza pôr outro óvulo para fecundar enquanto ela tem uma criança no ventre.

O que se imaginou, então, foi dar a ela algo (uma pílula hoje, outra amanhã, outra depois de amanhã) que levasse seu organismo a crer que ela estivesse grávida. Assim surgiu a pílula.

As pioneiras da década de 1960 tinham 150 miligramas de hormônio, enquanto as atuais têm 15 miligramas, com a mesma eficácia.

Passados 45 anos, a pílula atingiu a maturidade. Surgiram formas inovadoras de administrar hormônios.

Quando a mulher toma a pílula, o comprimido passa primeiro no fígado para depois cair na circulação. Nesse percurso, parte da dose se perde.

Há também o anticoncepcional hormonal injetável, cujas vantagens são a alta eficácia, a facilidade de uso e o fato de não causar alterações digestivas. Como desvantagens, podem ocorrer irregularidades menstruais e retenção de líquidos.

O anel vaginal, por exemplo, tem uma dose ainda menor de hormônio porque age localmente e tem a mesma eficiência, com menos efeitos colaterais.

O implante é ainda mais moderno: contém menos hormônio que o anel. As vantagens adicionais são que a mulher desincha, perde peso e um pouco de celulite e tem a musculatura mais definida.

Esses implantes hormonais aos quais me refiro são importados e personalizados. Antes de colocá-los, observo cinco parâmetros para definir a dose: o índice de massa corporal (proporção entre o peso e a altura), se a paciente fuma ou não, há quanto tempo, se pratica atividade física e que idade tem.

Como são manipuláveis, é possível determinar suas características. Se a paciente reclama de espinhas, coloca-se uma substância para controlar a acne; se quiser aumentar a libido, adiciona-se outro composto químico para obter esse efeito.

Além de evitar a gravidez, ainda suspendem a menstruação — as pílulas também fazem isso. O efeito dura de seis meses a um ano. Depois é preciso substituí-los por um novo. Do contrário, se não respeitar o prazo de validade, a mulher corre o risco de engravidar.

O índice de sucesso desse método anticoncepcional é de 94%. Os 6% de falha são atribuídos a pessoas que tomam antidepressivos pesados. Para a mulher saudável, o implante é um ótimo aliado. Cria um estado que se aproxima mais do biológico do que ficar "ciclando" todo mês.

O ciclo feminino normal tem a duração de 28 dias. Durante esse período, entram em cena cinco hormônios, e seus níveis sobem e descem, provocando repercussões no corpo todo, na pele, nos ossos, nos cabelos, no humor, no cheiro, no hálito, nos sentidos, no metabolismo total. O ciclo não mexe só com a menstruação. É um ciclo geral. Para ovular, o estrogênio tem de alcançar um pico. Passada a ovulação, esses hormônios caem e começa tudo de novo. O uso do anticoncepcional hormonal confere estabilidade à mulher. Evita grandes altos e baixos.

Introduzidos na pele por um aplicador, os implantes não são percebidos ao toque por serem bem molinhos, de silicone.

Não se fazem implantes biodegradáveis porque, se um dia a mulher quiser engravidar, o médico poderá retirá-lo pelo mesmo buraquinho por onde entrou.

Dispositivo intra-uterino (DIU)

Excelente anticoncepcional de ação local. Não impede a ovulação.

Ele se inspirou nas pedras que as egípcias introduziam no útero há séculos para prevenir a gravidez durante as longas viagens no deserto.

Outras versões foram experimentadas até que Richard Richter criou o primeiro DIU, em 1909: era um anel flexível, feito de intestino de bicho-da-seda, com um único fio de anel passando através do canal cervical. Outros tipos foram testados antes da invenção dos modernos DIUs nos anos 80.

Os últimos estudos sugerem que o dispositivo age em uma fase anterior à fecundação e à implantação do ovo. Estimula uma reação inflamatória, com leucócitos, prostaglandinas e enzimas nos fluidos uterinos e tubários. Essas mudanças interferem na migração dos espermatozóides no trato genital e também prejudicam o transporte dos óvulos, impossibilitando o encontro dos gametas.

As taxas de gravidez são menores do que uma a cada cem mulheres por ano. Os DIUs de cobre de segunda geração são muito mais eficazes e apresentam menos efeitos colaterais do que os DIUs sem medicação. Um levantamento recente, nas Filipinas, registrou taxas de gravidez significativamente mais baixas com o uso do DIU do que com o da pílula.

Trata-se de um método isento de efeitos sistêmicos significativos, altamente eficaz, reversível, que não interfere na espontaneidade do ato sexual. Pode ser usado na adolescência, se as jovens estiverem sob supervisão médica adequada.

Os inconvenientes são um pequeno sangramento ao longo do ciclo (o chamado *spotting*), aumento do volume menstrual e da duração da menstruação, cólicas e maior secreção vaginal.

Camisinha

As mais modernas são feitas de látex e têm na extremidade um reservatório para reter o sêmen após a ejaculação. Algumas são lubrificadas com solução de glicol ou espermicidas para evitar atrito. A eficácia é de 97%, com falhas ocasionais decorrentes de rupturas ou técnica incorreta de uso.

Suas vantagens são:

- envolve o parceiro, dividindo a responsabilidade entre ambos;
- não necessita de prescrição médica ou de exame médico periódico;
- protege contra doenças sexualmente transmissíveis;
- reduz a incidência de displasia cervical na parceira;
- é prático e de baixo custo.

A MULHER E SEUS HORMÔNIOS... ENFIM EM PAZ

Além da ruptura por uso indevido, o método possui outras desvantagens, como o fato de requerer alta motivação e responsabilidade, a perda da sensibilidade, relatada por alguns casais, e a interferência na espontaneidade do ato sexual.

Alívio da TPM

A tensão pré-menstrual nada mais é do que a briga do cérebro da camponesa com o cérebro da executiva dentro da mulher.

O cérebro executivo não quer que ela engravide, mas que trabalhe, dedique-se à sua carreira.

Já o cérebro da camponesa quer que ela engravide, amamente, tenha vários filhos. É o cérebro da biologia.

O berço da TPM é a disputa da biologia contra a cultura. Isso se repete todo mês.

A TPM de uma mulher de 18 anos, que começou a menstruar aos 12, é bem diferente da que atinge uma mulher de 38 anos.

No caso da mulher mais velha, funciona como aquele martelo que fica batendo e batendo... até que um dia não dá mais. Ou ela toma alguma providência a respeito ou pode ter problemas. Um mioma, por exemplo.

Ou "filhoma": quando não engravida, ela acaba formando alguma coisa dentro do útero no lugar de um filho. Pode ser um tumor benigno. Embora também apareça na mulher que já engravidou, o mioma é mais freqüente em quem "cicla".

De cada dez mulheres que menstruam regularmente, duas ou três não têm problema nenhum com o ciclo. Mas oito manifestam incômodos.

A tensão pré-menstrual é definida como uma recorrência cíclica de sintomas físicos, de humor e comportamento que ocorrem na fase que antecede a menstruação, causando um *stress* significativo e interferindo nas atividades normais e nos relacionamentos.

Calcula-se que entre 10% e 15% das mulheres em idade reprodutiva sofram de TPM, apresentando uma gama variada de sintomas. Já foram descritos mais de 150 deles. Atualmente, o diagnóstico da síndrome prioriza onze critérios:

- acentuado humor depressivo, sentimentos de desesperança ou pensamentos depreciativos;
- alta ansiedade e tensão;
- grande instabilidade afetiva: sentimento repentino de tristeza ou aumento da sensação de rejeição;
- persistente e acentuada raiva e irritabilidade e/ou aumento dos conflitos pessoais;
- diminuição do interesse por atividades cotidianas: trabalho, escola, lazer e amigos;
- senso subjetivo de dificuldade de concentração;
- letargia fácil e fadiga ou acentuada perda de energia;
- grande mudança de apetite, fome exagerada e desejo por comidas específicas, notadamente chocolate;
- insônia ou sono excessivo;
- senso de desorganização ou de falta de controle;
- sintomas físicos como sensibilidade nos seios, inchaço, dores de cabeça, dor muscular, distensão abdominal, ganho de peso.

Na nossa experiência, a análise de 752 pacientes com TPM durante dezesseis anos apontou a predominância de cinco sintomas: irritabilidade e distúrbios de humor (64%); depressão (58%); ansiedade e senso de perda de controle (34%); enxaqueca (26%); fadiga e distúrbios do apetite (22%).

Recebo pacientes com TPM do Brasil inteiro. Já ouvi histórias surpreendentes de mães maravilhosas que, às vésperas da menstruação, saem correndo com uma faca atrás do filho de 7 anos.

Atendo muitas atrizes e modelos com dificuldades de exercer sua profissão por causa da síndrome. Mas a maioria da minha clientela compõe-se de juízas de direito cujo comportamento muda tanto na fase pré-menstrual que elas temem fazer julgamentos nessa época do ciclo.

Dezenas de estudos foram feitos e até agora não se encontrou prova conclusiva de que a TPM seja uma disfunção de causa exclusivamente hormonal.

Mas é fato contestado que, em mulheres "predispostas" por condições genéticas, pela história do seu desenvolvimento psicossexual, por mudanças no aspecto social (*stress* competitivo) e alterações significativas no aspecto reprodutivo (número e freqüência de menstruações ou ciclos), as mudanças hormonais "interagem", causando distúrbios orgânicos, psicológicos e comportamentais.

Há uma infinidade de tratamentos sintomáticos e resultados variados. Nos últimos anos optamos por uma abordagem baseada na observação de que nossas avós não desenvolviam essa síndrome. Tanto a TPM como a endometriose e as fortes cólicas menstruais são males modernos.

No passado, as mulheres menstruavam pouco. A menarca ocorria mais tarde e as gestações se sucediam com amamentações prolongadas, o que de certo modo as protegia contra esses distúrbios.

O ciclo menstrual é um sobe-e-desce hormonal, que afeta o comportamento e o estado de espírito feminino.

Basta aplicar um implante hormonal personificado que

as queixas desaparecem por completo, mesmo nos casos mais graves. Quantas vezes ouvi: "Malcolm, agora sou outra mulher. Eu virava um bicho na fase pré-menstrual. Depois desse negócio de implante, isso acabou".

Há mulheres que sofreram anos com enxaqueca e finalmente se livraram desse tormento. É uma gratificação enorme testemunhar essa libertação.

Hoje tenho mais de 3000 pacientes com implantes que impedem a menstruação. O ginecologista Elsimar Coutinho, meu amigão, meu pai, que praticamente me ajudou a aprender tudo o que eu sei sobre hormônios, já colocou esse implante em mais de 10000 brasileiras.

Tudo isso para mostrar a vocês que a tecnologia moderna nada mais é do que a briga da sexualidade na reprodução.

Recentes estudos em todo o mundo continuam a demonstrar que desordens de humor, somatização, fobias, pânico, distúrbios do apetite e ansiedade atingem mais as mulheres do que os homens na idade reprodutiva. Eles sofrem mais de alcoolismo, abuso de drogas e comportamento anti-social.

Os implantes nada mais são do que anticoncepcionais subcutâneos de liberação lenta, tubetes de 33 milímetros aplicados sob a pele na região superior da nádega, que inibem a ovulação por um período de seis meses a um ano: a elcometrina, a gestrinona e a testosterona em diferentes casos.

Altamente eficazes como contraceptivos, são reversíveis e protegem os ovários e a fertilidade. Em geral suspendem a menstruação, o que pode ser muito útil para as mulheres que passam um terço do seu ciclo com sintomas que comprometem suas atividades. Já tivemos casos de pacientes que removeram esses implantes para engravidar e os recolocaram no pós-parto.

No caso da elcometrina, é importante saber que acarreta ciclos irregulares até produzir a ausência de menstruação. Mas os sintomas da TPM e a cólica menstrual desaparecem logo.

No primeiro semestre de uso, 50% apresentam irregularidades. Na primeira troca (segundo semestre), esse número cai para 10% e, na segunda troca (um ano), todas deixam de menstruar.

A testosterona é colocada com a elcometrina quando se pretende melhorar a fadiga e o bem-estar. Como a dose é mínima, não chega a produzir efeitos como aumento da acne.

A gestrinona suspende a menstruação em todas as pacientes e, por ter um pequeno efeito androgênico, melhora a disposição geral e a libido. As mulheres gostam muito, e os parceiros também. Mas as usuárias estão sujeitas a aumento de peso nos primeiros dois meses de uso.

VITALIDADE NA MENOPAUSA

Uma reviravolta acontece no corpo feminino quando os hormônios sexuais resolvem sair de cena.

Da mesma forma que foi preciso se adaptar à sua chegada, na puberdade, a mulher também terá de se ajustar à sua falta depois de conviver com eles por mais ou menos trinta anos (dos 15 aos 45 anos).

A falência ovariana marca o período de transição entre a vida reprodutiva e a senilidade, chamado de climatério. O acontecimento mais marcante dessa fase é a última menstruação (menopausa), que ocorre no Brasil por volta dos 50 anos.

Esse recolhimento do ovário como produtor hormonal sempre ocorreu na fêmea humana.

O que mudou é que as mulheres raramente viviam o suficiente para sentir as conseqüências da carência hormonal.

Com o avanço da medicina — vacinas, medicamentos, água tratada, melhora das condições sanitárias, alimentação saudável —, as mulheres passaram a viver, em média, até 75, 80 anos.

Quer dizer, elas ganharam de 25 a 30 anos de vida após a menopausa. E desejam vivê-los da melhor maneira possível.

A diminuição drástica dos níveis de hormônios, notadamente do estrogênio, provoca alterações não só nos genitais, mas em outras partes do corpo.

As manifestações do climatério podem acontecer a curto, médio ou longo prazo:

- Dos 45 aos 55 anos: fogachos (calores), sudorese, insônia, irregularidades no ciclo menstrual, depressão.

- Dos 55 aos 65 anos: atrofia vaginal, dor na relação sexual, incontinência urinária e atrofia da pele.

- Dos 60 em diante: osteoporose e fraturas, arteriosclerose, doenças coronarianas, doenças cerebrovasculares (mal de Alzheimer).

É importante destacar que os sintomas de aparecimento precoce, como as ondas de calor, embora extremamente desagradáveis, não ameaçam a saúde feminina.

As conseqüências mais graves serão notadas dez a vinte anos após a menopausa, em especial as doenças do coração, principal causa de morte no país, e as fraturas por osteoporose, responsáveis por incapacitação na velhice. Até lá, elas terão uma evolução insidiosa, para mais tarde eclodirem, às vezes de forma dramática.

Se essas alterações são em grande parte estrogênio-dependentes, a reposição irá, em maior ou menor grau, prevenir ou reverter o quadro. Esta é, portanto, a justificativa da reposição hormonal no climatério: se as mulheres estão vivendo mais, é fundamental que tenham boa qualidade de vida.

Os objetivos da terapia de reposição hormonal são dar alívio aos sintomas do climatério, preservar a vitalidade da pele, conservar a massa óssea, proteger o coração, melhorar o bem-estar geral e a sexualidade.

Existem muitos mitos, preconceitos e fantasias acerca da menopausa e da terapia de reposição hormonal. Segundo meu querido mestre Lucas Vianna Machado, "é comum ouvir dizer que as mulheres acima dos 40 anos deveriam iniciar a hormonioterapia para prevenir a menopausa. Isso é tão absurdo quanto tomar insulina para prevenir diabetes".

A pessoa tem de manifestar os sintomas da doença para depois iniciar o tratamento. Portanto, o tratamento é indicado quando surgem sintomas específicos da falta de hormônio, como calores, diminuição da memória ou depressões menores.

Sem dúvida, o mais característico é a onda de calor ou fogacho. Caso se manifeste, mesmo que a menstruação esteja presente, é um indício da queda do estrogênio.

Mas, antes de iniciar qualquer tratamento hormonal, o médico deve fazer um exame clínico e ginecológico minucioso, a fim de afastar a hipótese de a mulher ter outras patologias. Pressão arterial, peso, colesterol total e suas frações, triglicérides e glicemia são exames necessários.

Três hormônios são empregados na terapia de reposição hormonal: estrogênios, progestogênios e androgênios.

Os estrogênios encontram-se disponíveis no mercado sob três formas: o estradiol, que é o hormônio natural e mais potente produzido pelo ovário; os estrogênios conjugados eqüinos, também potentes, onde se misturam vários tipos de substâncias estrogênicas, principalmente a estrona; e finalmente, o estriol, o produto final do metabolismo dos estrogênios, portanto biologicamente muito fraco, devendo ser usado apenas em casos especiais.

A progesterona natural não é bem absorvida quando administrada por via oral. São necessárias grandes quantidades dela para se atingirem os níveis fisiológicos adequados. Na prática, utilizamos os progestogênios orais, que são bem absorvidos e possuem efeitos semelhantes.

Os androgênios são hormônios masculinos com pouca ação virilizante (não aumentam a acne nem os pêlos); porém, sua capacidade de proteger o endométrio (revestimento do útero) é equivalente à da progesterona. A vantagem deles é que estimulam a libido e a disposição física. Em casos especiais (por exemplo, quando a paciente teve o útero e os ovários removidos), adota-se a própria testosterona, que é o hormônio masculino mais potente, associada aos estrogênios.

Convém lembrar que os ovários na pós-menopausa continuam produzindo quase que exclusivamente hormônios masculinos, sobretudo a testosterona. Eles são essenciais para manter o desejo, a disposição e o bem-estar geral.

Costumo prescrever a reposição hormonal por meio de implantes personificados, colocados no bumbum. Baseado em dados pessoais, determino a dose para cada paciente e peço a ela para voltar depois de sessenta dias a fim de avaliar sua resposta.

Vamos supor que, no retorno, ela diga: "Não tenho mais calor, minha pele está boa, meu cabelo também, o tesão voltou um pouco; mas acho que o sono ainda não está tão bom". Então aumento um pouco a dose até chegar à mais adequada.

Trabalho com esses implantes de reposição hormonal há 28 anos. Minha mãe os usa há 27. A Hebe Camargo está com eles há dezoito anos.

Os homens também podem se beneficiar dessa tecnologia. Ponho implantes em pacientes com déficit de testosterona encaminhados por urologistas e clínicos gerais e os resultados são muito bons.

Há quem resista aos hormônios por medo de engordar. No entanto, a literatura científica comprovou que o estrogênio não aumenta o tecido gorduroso. O que ele faz é distribuir a gordura no padrão feminino, arredondar a mulher, seus seios e seus quadris.

Mas ele provoca uma retenção de líquidos que pode favorecer o aumento de peso. Nesse caso, a mulheres ficam inchadas, e não gordas. A adição de um diurético as fará "emagrecer".

Outros fatores contribuem para o ganho de alguns quilos. Nesse período, a mulher em geral se torna menos ativa fisicamente, o que desacelera a queima de calorias.

Cansadas de lutar com a balança, algumas finalmente se rendem às delícias da mesa, consideradas às vezes como a última fonte de prazer que lhes resta.

Há também uma redução da função tireoidiana e uma conseqüente diminuição da queima de calorias. Na prática, isso quer dizer que o mesmo prato de alimento que não engorda aos 45 anos pode engordar a partir dos 50 e assim sucessivamente.

Outro fator coadjuvante é que o estrogênio melhora a disposição geral, e isso pode ser dirigido para a vontade de comer.

Em resumo, quem toma hormônio engorda. Quem não toma também engorda.

Toque do autor: *Por acaso seu peso já vinha aumentando antes de você iniciar a hormonioterapia? E o seu marido, também não tem engordado? Para evitar isso, é preciso consumir menos calorias (controlar a alimentação) e estimular a queima (fazer exercícios físicos como uma simples caminhada). Mãos à obra!*

Um grande mal-entendido

Vestida para matar em pleno climatério
A velha senhora só vai ficar mocinha no cemitério
Chega de derramamento de sangue
Cinqüentonadolescente
Quem disse que útero é mangue
Progesterona urgente

MENOPOWER — Rita Lee e Mathilda Kóvak

Um estudo que teve grande repercussão na mídia, publicado em julho de 2002 no *Journal of the American Medical Association*, provocou muito alvoroço entre as mulheres.

Após avaliarem 27000 americanas com idade média de 63,2 anos, cientistas patrocinados pelo Instituto Nacional de Saúde dos Estados Unidos concluíram que a terapia de reposição hormonal aumentava tanto o risco de câncer de mama, infarto, derrame e trombose que a pesquisa foi interrompida antes dos oito anos previstos.

A notícia provocou uma corrida aos consultórios ginecológicos e alimentou a desconfiança sobre o uso de hormônios no período pós-menopausa.

O grande problema desse trabalho, que recebeu o nome de Women's Health Initiative (WHI), é que os cientistas investigaram um tipo único de reposição hormonal, antigo e pouco usado atualmente, e generalizaram os resultados, o que é uma atitude perigosa.

Seria o equivalente a dizer que a pílula faz mal. De fato, na década de 60, quando suas doses hormonais eram altíssimas, ela poderia aumentar o perigo de problemas cardiovasculares. Hoje, com doses baixíssimas, esse risco foi afastado. O mesmo ocorre com a reposição hormonal. O tratamento é muito benéfico se for individualizado.

Por isso, três anos depois daquele estudo que provocou tanto mal-estar entre as mulheres, a reposição hormonal continua sendo prescrita.

Se aos 50 anos começo a ter dificuldades para ler porque minha vista cansou, vou ao oftalmologista e mando fazer óculos. Quando preciso ler, uso os óculos.

Caso meu dente tenha caído, se quero mastigar bem e não ter problemas futuros de digestão e assimilação dos nutrientes dos alimentos, vou ao dentista e ponho um implante.

Se a tireóide não funciona bem, tomo remédios que repõem as substâncias que a glândula deixou de fabricar.

Quer dizer, a reposição serve para melhorar a função corporal.

Qual é a diferença entre usar óculos, repor o dente ou o hormônio sexual?

A diferença é que ele é sexual. E, sendo sexual, é sujeito a mitos.

Fala-se que hormônio dá câncer.

Mas o que dá câncer mesmo é a cultura machista. A mulher de cinqüenta e poucos anos, saudável e poderosa ao fazer a reposição hormonal, vai querer ter relações sexuais com o marido. E, se esse cara estiver com 58 anos, obeso, hipertenso, tomando remédio para gastrite e quase sem ereção por abusar da bebida, não vai responder.

Quanto ao câncer, antes de chegar a conclusões precipitadas, é bom entender que os tumores malignos em geral são mais freqüentes depois dos 50 anos. De 50 a 60 anos, aumenta uma vez o risco de incidência de câncer. Dos 60 aos 70, duas vezes; e, dos 70 aos 80, três vezes.

Pergunta: nessa idade a mulher fabrica hormônio naturalmente?

A resposta é não. Se fabricasse, não precisaria da reposição.

Pois, se o hormônio fosse o responsável direto por tumores malignos, a maior incidência de câncer seria em torno dos 25 anos, quando a fabricação desse composto está a pleno vapor.

Quer dizer, isoladamente, o hormônio não dá câncer em ninguém.

Os tumores malignos surgem em decorrência de diversos fatores, como heranças genética, familiar, metabólica e estilo de vida. O excesso de gordura na alimentação está relacionado a alguns tipos de câncer. A falta de atividade física também.

Atualmente, investimos no diagnóstico precoce, que identifica a doença no início, quando as chances de cura são bastante altas.

O estrogênio não provoca lesão genética. Não é, portanto, cancerígeno nem indutor de câncer. O que ele faz é apenas aumentar o número e a velocidade da divisão celular.

Se a pessoa tiver uma predisposição para acontecerem erros no processo de divisão celular, os mecanismos de controle poderão deixar de reparar algum desses erros, dando origem a uma linhagem de células defeituosas, que podem ser o início do câncer.

Assim, podemos estabelecer a relação entre a hormonioterapia e o câncer da seguinte maneira:

A MULHER E SEUS HORMÔNIOS... ENFIM EM PAZ

- O risco de câncer da vulva, da vagina, do colo do útero e das trompas não é modificado. A incidência deles na população que usa hormônio é a mesma que existe na que não usa.
- O risco de câncer do endométrio sobe após dois anos de uso de estrogênio isoladamente. Quando ele é associado ao progestogênio, as probabilidades caem em comparação às das mulheres que não usam hormônio. Portanto, oferece alguma proteção.
- Há evidências de que a incidência de câncer no ovário em quem faz reposição hormonal, bem como nas usuárias de pílulas anticoncepcionais, é menor do que nas que não fazem reposição.

Quanto ao câncer de mama, a situação é um pouco mais complexa. Sua incidência aumenta progressivamente com a idade. Estima-se que, nos Estados Unidos e também no Brasil, uma em cada dez mulheres desenvolva tumor de mama ao longo da vida.

Sendo a mama um órgão que responde aos estímulos hormonais, a administração de hormônios pode estimular o aumento da velocidade da divisão celular e favorecer a transformação maligna.

Pesquisas bem conduzidas mostraram que o risco de desenvolver câncer de mama com a administração de hormônios é de 2% por ano de uso. Isso significa que as mulheres que utilizaram o hormônio durante dez anos seguidos terão um aumento de 20% na incidência desse tipo de câncer. Após quinze anos de uso, o acréscimo será de 30%.

Parece um número assustador, mas o risco é relativo. Explico: se as probabilidades de desenvolver câncer de mama na população geral são de 10% (dez em cada cem mulheres),

147

no grupo de usuárias de hormônio serão de 20% ou 30%. Em vez de dez mulheres, doze ou treze desenvolverão o quadro. Não é um aumento estatisticamente significativo.

Como força de expressão, poderíamos dizer que quem toma hormônio corre o risco de desenvolver câncer de mama; quem não toma também corre. O fundamental é que toda mulher, tenha aderido aos hormônios ou não, deveria fazer rigorosa vigilância mamária, por meio do auto-exame das mamas, do exame anual realizado pelo seu médico e, principalmente, da mamografia anual.

O objetivo é diagnosticar a lesão o mais cedo possível, o que aumenta consideravelmente as chances de cura.

É interessante assinalar que os casos de câncer de mama descobertos em usuárias da reposição hormonal apresentam melhor prognóstico e maiores índices de cura. Aliás, esse melhor prognóstico e esses maiores índices de cura também são percebidos nas pacientes que desenvolveram câncer de endométrio durante o tratamento hormonal.

A medicina da menopausa ainda é nova. Por isso, é de esperar que ações modernas e inovadoras, como suspender a menstruação, eliminar a TPM ou proporcionar à mulher condições de permanecer estável e equilibrada após a menopausa, provoquem reações da cultura popular.

A geração de mulheres de 50 anos que se tornam poderosas repondo hormônios tratará de desfazer esses mal-entendidos.

Ameaça real

Nem câncer, nem acidentes de carro, nem doença do coração. Até os 45 anos, as mulheres morrem mais pela violência doméstica. Isso independe de classe social, etnia ou religião. Os assassinos de 75% delas, segundo a Organização Mundial de Saúde, são homens por quem já se apaixonaram um dia. Dependentes, essas mulheres se submetem à violência. Viram um produto. Isso colabora para aumentar o índice de mulheres com depressão.

Há no mundo 121 milhões de pessoas deprimidas. No Brasil, 18% da população tem a doença, na proporção de duas mulheres para cada homem.

Elas são responsáveis pelo consumo de 70% dos antidepressivos. Podemos dizer que o antidepressivo hoje em dia é a pinga da mulher.

A depressão atinge a mulher que não diferencia estar só de solidão. Que se submete aos cinco opressores femininos, aos mitos e crendices impostos pela cultura, por não ter se fortalecido por meio de relações positivas.

Parodiando M. Balit, as mulheres se deprimem por alguém, para alguém ou com alguém.

O climatério é uma época crítica para esse quadro aparecer justamente porque às modificações químicas provocadas pela queda de estrogênio se associam sentimentos, projetos e preconceitos culturais. É mais uma crise que a mulher atravessa na vida.

As crises são cumulativas. Sua dimensão é diretamente proporcional à mentira que a pessoa viveu ou ainda vive.

Provocam desequilíbrio, mas também oferecem a chave

para um contato mais realista com o mundo. Ou, se nos recusarmos a ver o que está à nossa frente, o pretexto para nos refugiarmos em castelos de fantasia.

Uma utopia moderna diz que, por meio do conhecimento e do racional, o mundo ficará melhor. Isso não é verdade, é uma utopia.

Depressão é o mal de uma sociedade que decidiu ser feliz a qualquer custo e viver sob o olhar do outro.

Em muitos casos, a reposição hormonal alivia o quadro. Nos mais graves, porém, pode ser recomendado tratamento à base de antidepressivos e psicoterapia.

No climatério, a depressão costuma vir acompanhada de sintomas de tensão emocional e queixas orgânicas, como:

- tristeza, vazio interior — acentuadamente pela manhã —, perda da esperança e do prazer, crises de choro;
- dores difusas, migratórias (costas, ombros, pescoço e cabeça), formigamentos, tonturas;
- cansaço prolongado, não relacionado a esforço físico;
- desânimo para atividades antes prazerosas e medo;
- alterações do sono, especialmente acordar de madrugada e não conseguir conciliar o sono;
- dificuldades de concentração, de atenção e de memória;
- irritabilidade, impaciência e intolerância;
- alteração do apetite e do peso;
- redução do desejo sexual e global;
- sentimentos de culpa, de autodepreciação, de autodesvalorização e de fracasso;
- freqüentes pensamentos de morte.

Aos 50 anos, todos nós já sofremos perdas. Algumas mulheres tiveram de passar por cirurgias e procedimentos invasivos: remover o útero, fazer biópsia da mama ou tirar o seio em certos casos de câncer.

Nessa idade já aconteceram perdas também na nossa vida. Só que, aos 50 anos, deveríamos ter estrutura para administrar perdas e ganhos. Passamos por um processo infindável de vida e morte. Deveríamos saber lidar com essas metamorfoses.

A menopausa é um intervalo de reflexão. Uma pausa para reconhecer as estratégias que deram certo e as que fracassaram.

A maturidade pode ser dividida em dois tempos.

Dos 25 aos 50 anos, vivemos o primeiro tempo, em que aprendemos e vivemos muitas coisas. Podemos até marcar gols contra.

Dos 50 aos 80, entramos no segundo tempo.

Daí a importância de aproveitar esse intervalo para refletir, ouvir as orientações do técnico da alma e voltar para um segundo tempo, cheios de energia e sabedoria para fazer belos gols. Essa é a minha visão de envelhecimento saudável.

CAPÍTULO 8
Caminhos e possibilidades

É comum a gente sonhar, eu sei
Quando vem o entardecer
Pois eu também dei de sonhar
Um sonho lindo de morrer
Vejo um berço e nele eu me debruçar
Com o pranto a me correr
E assim chorando acalentar
O filho que eu quero ter

O FILHO QUE EU QUERO TER — Toquinho e Vinícius

Durante muito tempo só houve um modelo de família, rígido, estereotipado, convencional. O modelo de família perfeita, estampado à exaustão nas propagandas de margarina.

Baseava-se na convicção de que, ao nascer um bebê, homens e mulheres se transformariam, como em um passe de mágica, em pais e mães adultos e maduros, completamente capazes e sábios conhecedores da educação.

Cada um saberia o que fazer com seus filhos, porque isso lhe foi "passado" automaticamente por seus pais, da mesma maneira como se passa adiante o bastão em uma corrida de revezamento. Era só aplicar os velhos valores e padrões de educação estabelecidos por gerações anteriores.

Pode-se concluir, assim, que pais e mães "prontos" só conseguem criar filhos para o passado.

Para mim, "velho é tudo o que vive se repetindo eternamente. Novo é tudo o que vai se criando, se formando, se aprendendo e se transformando".

Contudo, estamos atravessando agora uma revolução de papéis e valores sociais que supera todas as formas de relacionamento entre nações, comunidades, famílias e indivíduos.

A moderna tecnologia das comunicações encurta as distâncias entre os diferentes povos, possibilitando uma mescla de civilizações, até então antagônicas. Isso nos obriga a reinterpretar todos os tipos de relações homem-homem e homem-sociedade.

Some-se a isso a transformação da identidade e da sexualidade feminina, vivenciada nos últimos trinta anos, que modificou profundamente o papel da mulher na família e na sociedade a ponto de gerar uma profunda confusão no papel do homem.

Para complicar, essas transformações estão acontecendo em uma velocidade acelerada, o que dificulta a adaptação natural e equilibrada. O psiquismo nem sempre consegue acompanhar esse ritmo. Mesmo porque trazemos dentro de nós não uma ou duas, mas gerações de velhas famílias.

Ainda assim, a família está mudando a olhos vistos.

Os jovens se casam cada vez mais tarde.

Para cada três uniões formalizadas, uma é desfeita.

Cresce o número de famílias chefiadas por mulheres.

Muitas vivem sós. Um estudo da Faculdade Getúlio Vargas constatou que o Brasil tem 19,7 milhões de mulheres solitárias.

É cada vez mais comum encontrar debaixo do mesmo teto filhos de casamentos diferentes, meios-irmãos, namorados de pais e mães.

Trata-se de um processo extremamente dinâmico, que requer respostas diárias dos homens e das mulheres, pais e mães.

A NOVA FAMÍLIA

Isolada, pequena e nuclear, a nova família compõe-se apenas de pai, mãe e de um a três filhos.

É muito diferente da velha família, em que um número considerável de pessoas dividia o mesmo teto. Os casais permaneciam próximos das famílias de origem, nas mesmas cidades, nos mesmos bairros ou até nas mesmas casas.

Indiscutivelmente, a grande família trazia para seus membros um certo sentimento de segurança alimentado pelos laços familiares.

É verdade que esses laços nem sempre eram tão bonitos quanto o teatro social apresentava. No entanto, para muitas pessoas, a família garantia a subsistência, mesmo que fosse precária e que isso lhe custasse um preço muito alto. Esse fato básico não pode ser omitido nem subestimado.

Na maioria das velhas e grandes famílias, a hostilidade, a inveja e a rivalidade prevaleciam em relação à solidariedade e à partilha. A voz do patrimônio soava mais alta.

Hoje, porém, o isolamento e a independência dos parentes e o fato de pai e mãe trabalharem fora criam situações que motivam crianças e adolescentes a tomar certas atitudes e decisões pessoais que, na maioria das vezes, representam desenvolvimento pessoal, social e profissional.

Pela distância entre os parentes, cria-se um espaço mais flexível, e as rivalidades e invejas fraternas (ou melhor, familiares) se diluem.

As pessoas começam a escrever seu roteiro. Buscam seu próprio lugar e sua realização.

Os vínculos desse novo núcleo familiar são mais saudáveis.

Um casal tende a se tornar mais integrado quanto menor for a interferência da família. Longe de sogros e sogras, de tios e tias, de padrinhos e madrinhas, ambos podem errar à vontade e chegar ao acerto.

Também têm mais possibilidades de ignorar os velhos conceitos e discursos repetitivos, traçando um caminho original.

A classe social pode interferir nesses arranjos.

Nas famílias muito pobres, é maior a chance de as pessoas permanecerem juntas para que a soma dos pequenos salários possibilite um maior rendimento e melhor sobrevivência. Para eles, o inferno já chegou. É aqui mesmo. Não têm nada a perder.

Nas famílias muito ricas, é maior a chance de as pessoas permanecerem juntas para que um patrulhe o outro, com medo de ser passado para trás em seu quinhão de herança ou de perder privilégios e mordomias. Suas posses os possuem. Para eles, o paraíso já chegou. É aqui mesmo, e nada é impossível para satisfazer seus desejos e caprichos.

Por isso, quando se pensa em evolução sociocultural, pode-se afirmar que a classe média é mais atuante e tem mais chances de ser feliz.

Na tentativa de revalidar os velhos conceitos e valores familiares, a sociedade hipocritamente sustenta vários mitos sobre o papel do pai e da mãe, como se isso pudesse deter as modificações em curso. Eis alguns deles:

- A mulher carinhosa, submissa, servil, amorosa, que adora crianças, tem o instinto materno bem desenvolvido.
- A verdadeira mãe deve se sacrificar pelos filhos.
- O pai, por seu papel de provedor, é a autoridade máxima e não deve ser questionado.

A MULHER E SEUS HORMÔNIOS... ENFIM EM PAZ

- Os pais já viveram, têm mais experiência, sabem como são as coisas e a vida, podem ensinar aos filhos, prepará-los para o mundo adulto.
- Os pais não devem sair de perto dos filhos.
- A mulher que pariu é uma santa e não deve mais ter orgasmos.
- Pais são bons educadores.
- Tudo o que os pais pregam é certo e adequado para seus filhos.
- Os pais não cobram o que fazem pelos filhos.
- Os pais não mentem.
- Os pais são modelos perfeitos para os filhos.
- Mãe não odeia, não agride. Tapa de mãe não dói.
- Os pais não idealizam os filhos. Aceitam e amam as crianças como são.
- Os pais não controlam, não instrumentalizam nem manipulam seus filhos.
- A autoridade paterna é conquistada, e não imposta pelo poder e pelo medo.
- Os pais raramente usam ameaças para influir no comportamento dos filhos.
- O pai que sustenta a casa cumpre seu papel.
- Os pais devem fazer tudo pelos filhos.
- As mães não passam seus medos aos filhos.
- Os pais têm sua sexualidade bem resolvida e estão aptos a contribuir para estruturar a sexualidade dos filhos.
- As mães não percebem nem assumem seus desejos, seu querer, suas necessidades porque precisam cuidar dos filhos.
- As meninas precisam mais da mãe, e os meninos, mais do pai.
- O pai deve ser o melhor amigo do filho, e a mãe, a melhor amiga da filha.

Parece que nossa maturidade é tão insegura que precisamos reafirmá-la o tempo todo.

Outra frase que ainda se ouve muito: "Atrás de um grande homem há sempre uma grande mulher".

Gostaria de reformulá-la: "*Ao lado de* ou *junto com* um grande homem sempre está uma grande mulher". Ou seja, na hora em que os progenitores dividem igualmente o poder, as crianças internalizam e naturalizam dois seres humanos semelhantes, mas não iguais — e essa aprendizagem é importante.

Quando o casal se desintoxica de papéis estereotipados e aprende a ser pai e mãe no contato diário com os filhos, na experiência e na humildade de aprendiz, as crianças têm a possibilidade de incorporar o amor de forma mais integrada.

Afinal, amor de pai e mãe é um só, apenas faces diferentes de uma mesma moeda.

A MULHER-MÃE

Antes de ser mãe, a mulher é uma pessoa, por isso gosto de usar esse termo mulher-mãe. De certo modo, ele traduz exatamente o que é a nova mãe: uma mulher que, além de outras realizações pessoais e profissionais, também se realiza com a maternidade.

Essa nova mulher está conseguindo legitimar seu corpo, suas menstruações, sua sexualidade genital, sua maternidade e seu climatério.

Do ponto de vista psicológico, a nova mulher está mais identificada e se comporta mais coerentemente com seus anseios pessoais.

Quando engravida, aceita e não sublima, nem nega, seus pequenos conflitos e dificuldades em relação ao novo papel que vai exercer. Ela fala e expressa seus sentimentos bons e ruins em relação à gravidez, sem se sentir culpada ou rejeitadora do filho a caminho.

Aceita e humaniza seus sentimentos, porque afinal é um ser humano, e não um robô programado para não ter medo.

A nova mulher não idealiza a gravidez, o parto, a amamentação, as reações do parceiro e do filho.

Tenta viver a realidade amorosa, e não a idealização amorosa.

É vaidosa, e não narcisista.

Tenta compreender antes de julgar.

Movimenta-se. Não usa a gravidez para ganhos secundários.

Está disposta a trocar experiências e aprender com o filho. Tenta compreender a comunicação não-verbal das crianças e segue a intuição, em vez de sobrepor logo idéias feitas, frases feitas e remédios feitos.

Admite suas dificuldades como educadora e sabe que a metodologia mais eficiente se baseia em um jogo limpo, sem mentiras ou subterfúgios.

Usa linguagem clara e verdadeira para transmitir o que pensa e o que sente. Entende os erros como humanos e não tenta vender "verdades".

Essa nova mãe que está surgindo abre espaço para o novo pai.

O HOMEM-PAI

Através dos tempos, os homens foram os guardiões de grandes segredos que sua alma escondeu.

Levamos uma vida emocional secreta, ocultando nossos mais profundos temores e inseguranças, bem como nossos sonhos dourados.

Escondemos até mesmo o amor que sentimos por pessoas queridas em quem confiamos.

O arquétipo mais comum do universo masculino é o bloqueio dos departamentos afetivos que carimbamos com o aviso "Secretíssimo".

Os grandes segredos do universo masculino são nada menos que:

- Os homens secretamente anseiam pelo amor do pai (esteja ele próximo, distante ou morto).
- Os homens escondem seu desejo de amizade mais íntima.
- Os homens usam os locais de trabalho para enterrar seus segredos.
- Os homens são muito mais dependentes das mulheres do que admitem.
- Os homens se sentem irados e impotentes em relação às mulheres.
- Os homens são inseguros sexualmente, pois colocam a sexualidade em seu desempenho.
- Os homens negam-se o direito de se sentir indecisos, temerosos e magoados.

Felizmente, esses segredos não podem mais ficar arquivados. Tanto é verdade que eles têm se manifestado cada vez mais por meio de enxaquecas, úlceras, hipertensão, tumores ou infartos.

Podem também se evidenciar por uma busca compulsiva de poder e *status* ou por explosões de cólera dirigidas às pessoas próximas.

Conta a história que, sendo portador do pênis, símbolo da superioridade, o homem é cativo de suas próprias armadilhas em uma estrutura denominada patriarcado. A partir dessa constatação, ele passa a fugir do afeto, entendido como um sentimento perigoso e até mortal nas sociedades mais rígidas.

Sua libido se cinde e a maior parte dela se dirige a objetos não-corpóreos, como o conhecimento, o trabalho e o poder. A percepção de suas sensações é inibida. A racionalidade passa a prevalecer sobre o pensamento mágico, a emoção e o corpo.

Em cima dessa racionalidade dissociada, construímos nossa história.

E assim se instalam a violência e a competição em todos os níveis.

A relação entre os sexos fica marcada pelo medo.

A partir de sua cisão interna, o homem separa o afeto do sexo e o amor da mulher e se afasta da criança. Esse é o perfil dos velhos pais.

Como se não bastasse, ele cresce ouvindo mensagens do tipo "Eu amo o que você faz", quando na realidade a mensagem deveria ser "Eu amo você!"

A alma masculina adquire a seguinte mentalidade: "Eu sou o que faço, o que conquisto e o que tenho".

Felizes os meninos que podem viver em um contexto familiar diferente desse modelo estereotipado e rígido.

Feliz o pai que pode se livrar do peso enorme do super-homem, do superprovedor e do papai-sabe-tudo.

O novo homem pode demonstrar sua emoção e afetividade sem deixar de ser viril e másculo. Pode falar também de seus medos (e para isso é preciso muita coragem!), expor suas fraquezas e dificuldades com a mesma naturalidade com que fala de suas conquistas.

Aprende ainda a reconhecer quando não sabe, a ponto de dizer: "Não sei, vamos procurar saber isso juntos".

Olha e vê seu filho, e também é visto por ele. Troca experiências e aprende com ele.

Entende que o pai moderno não pode preparar o filho para o futuro, pois o futuro nunca foi certo e atualmente é cada vez mais incerto.

Esse homem humaniza as relações, sabe que desaprendeu de ser humano, e só com muito empenho e persistência voltará a ser "gente".

É preciso caminhar juntos, como companheiros de uma aventura em um mundo incerto, onde deparamos com florestas, desertos e oásis.

Em vez de atuar como um guia que já conhece todos os caminhos e atalhos...

À mãe cabe ensinar o amor da presença, nos cuidados diários, na alimentação, na proteção e no afeto.

Ao pai cabe ensinar o amor da ausência, internalizado e incorporado.

É importante que cada um tenha convicção do seu papel e do seu amor.

Se a nova mãe e o novo pai exercem papéis complementares, eles dependem também do novo filho, uma criança que requisita outras habilidades e outros amores.

Não se ensina experiência de vida, e o pai tem mais facilidade para liberar e estimular essa liberdade.

A história mostra diferenças entre o pai-caçador, o pai-fazendeiro, o pai-industrial e o pai-operário.

Aos poucos nos tornamos invisíveis para as crianças, e elas se tornam somente filhas da mãe. Vivemos o início do milênio, em um mundo destruído pela ambição e pelo poder do homem.

O homem do futuro é um menino que viveu em um novo contexto familiar e passou a ter uma nova concepção de vida.

Será definido entre a soma do seu bem-estar e da sua auto-realização.

No plano afetivo, a necessidade de ser dominador e poderoso dará espaço à importância de ter uma esposa equilibrada e firme, com uma independência relativa.

Seu sucesso financeiro será amenizado por uma melhor qualidade de vida.

Esse homem moderará suas ações, cuidará da saúde e do corpo, sem obsessões radicais, e usufruirá seu tempo e lazer de modo gratificante.

Os valores da aparência cederão lugar aos valores da essência. Esse homem moderno será honesto, criativo, envolvente, genuíno e acessível. E também bidimensional — enérgico e viril, sensível e terno ao mesmo tempo.

Seu relacionamento com amigos, companheira e filhos será mais autêntico.

A paternidade e a maternidade, alicerçadas pelo amor,

centradas na verdadeira expressão de sentimentos e na aceitação do crescimento pela experiência e pela criatividade, respeitam a individualidade dos pais e dos filhos.

Tal consciência poderá transformar essa experiência e esse desafio em uma rica aventura, com ganhos extraordinários para as duas gerações.

E, conseqüentemente, contribuir para uma nova matriz social, capaz de formatar indivíduos mais saudáveis e menos necessitados de adquirir poder para preencher vazios existenciais.

É assim que se constrói, portanto, uma sociedade mais humana.

Amor de Outono

Depois de te perder te encontro com certeza
Talvez num tempo da delicadeza
Onde não diremos nada, nada aconteceu
Apenas seguirei como encantado ao lado teu.

Todo sentimento — Chico Buarque

A sexualidade se transforma ao longo da história pessoal. Em geral, é clara e fluente na infância, quando a criança não é castrada pelos pais; é forte e explosiva na adolescência, quando os hormônios surgem com força total; tende a ser mais harmônica na maturidade e pode sofrer nova castração na velhice, com a diferença de que agora quem castra são os filhos.

Pois é nessa fase, em que muitos homens e mulheres não tinham outra opção a não ser esperar os netos, que inúmeras pessoas estão descobrindo o mais nobre dos sentimentos.

A atriz Eva Wilma me disse certa vez: "O amor da maturidade tem a magia e o frescor do amanhecer, agregado ao encantamento, ao colorido, à luz e à delicadeza do entardecer".

A velhice pode, sim, ser acolhedora, digna e gratificante.

Para isso, é preciso resolver todos os problemas, varrer os cacos de nossos quebrados vasos existenciais, rever as propostas que não se concretizaram, os amores e desamores que se perderam no mundo misterioso do coração fantasiados de ressentimento, rancor e mágoa.

A mediocridade não pode mais ser legitimada.

O climatério é o limite extremo de tolerância do belo

A MULHER E SEUS HORMÔNIOS... ENFIM EM PAZ

charme da futilidade da mulher. É a hora da verdade, de rasgar a fantasia, de abandonar a futilidade, que dá osteoporose na alma.

Quem nadou na superfície vai se afogar. A sociedade não joga bóia salva-vidas, não. Se não houver talento e recursos adquiridos, essa mulher fracassará. Nesse período, vale aquela frase que eu digo sempre em palestras: "Aqui o futuro é o passado".

Mas, se a mulher resolver, definitivamente, os abortos, os exílios, as trevas e os estupros existenciais e abrir um novo ciclo para a velhice, aplicará em sua vida as palavras de Gilberto Gil: "O amor é como um grão, tem que morrer pra germinar".

Ao armazenarmos vivências e significados em nosso desenvolvimento, estruturamos recursos que nos permitem vencer o desamparo, a inveja, a vaidade e a vergonha. Para chegar lá, não se engane, é preciso humanizar a mãe: matar a santa mãe e digerir a mãe orgástica. Matar o pai herói e digerir o pai bandido, para humanizar o pai.

Para amar é preciso romper as convenções, ainda que temporariamente.

Sabemos que o encontro do nosso próprio lugar é fruto de uma longa caminhada, que se inicia com a voracidade e a vergonha na infância, passa pela arrogância e a vaidade na adolescência, esbarra na inveja e na hipocrisia da maturidade e, quando se esclarece, revela-se na harmonia da gratidão.

Resulta, portanto, de uma história de vida com êxito. Conforto e auto-estima passam necessária e dolorosamente pela autoconsciência e pela auto-aceitação.

A identidade é um trem que demora, mas nos leva de volta para casa.

E assim alcançarmos o último estágio do nosso desenvolvimento amoroso, que é a gratidão.

Na gratidão, o amor, a compreensão e a solidariedade são nosso patrimônio para um envelhecimento saudável.

Abolimos o tempo cronológico e a idade na arte de viver.

Instala-se o amor da ausência, que é o amor do pai, que tanto buscamos na imagem de Deus.

Aqui se humaniza com menos vitrine e mais estoque, menos conhecimento e mais sabedoria, menos bens e mais valores, tudo isso compartilhado com o parceiro.

Porque a mulher pode ter tido muitos homens na vida, mas os mais sagrados são o primeiro e o último — que é o que vai ficar. Às vezes, o primeiro pode ser o último, porém isso não importa.

O que uma mulher espera de um homem na vida madura? Espera, implora, exige que ele a revele em toda a sua verdade; que a descubra; que exponha à luz de sua essência aquela pessoa oculta sob as convenções sociais.

Não importa quantos pacus ela teve de engolir nem quantos *escargots* ele teve de digerir, mas chegaram juntos ao envelhecimento.

O amor é o atalho preferencial do desnudamento recíproco, não somente do sensorial dos corpos, mas também da personalidade.

É no coração que palpita o segredo dos amantes esperando o dia da revelação.

É no coração que guardamos tudo o que é para sempre, tudo o que o amor pode transformar em eterno.

O amor não é cego na maturidade. O amor é cego na adolescência, porque nessa fase ele é carente e não avista três passos à frente. Ao passo que na maturidade o amor é vidente, enxerga no fundo da alma e também no futuro.

Outras palavras

A vida só nos ilumina à medida que vivemos e expressamos nossa essência. Sempre que nossos anseios pessoais estiverem focados, nossa expressão será real e criativa.

O caminho, fazemos ao caminhar.

Se sombrio ou luminoso, depende da fé, não da religião, da esperança por projetos e da companhia.

A vida é questão de sol e sombras.

Quando esquenta muito, talvez as pessoas se apressem em armar barracas, em vez de procurar as sombras naturais. E, quando os ventos se fortalecem, as barracas nem sempre resistem.

Muitas vezes escolhemos a sombra somente nas costas da esperança. Mas tem de haver na projeção dessa sombra uma grande chama de entusiasmo.

Entusiasmo e bom humor são próprios de pessoas inteligentes e felizes. Somos a nossa metamorfose.

O tempo é único. Não podemos resgatá-lo. Dá para resgatar uma perda de dinheiro ou de saúde, mas o que não podemos jamais resgatar é o tempo.

Por isso, se tiver vontade de fazer uma tatuagem, faça.

Se quiser aprender a surfar, faça isso, mesmo que já tenha 60 anos.

Se quiser aprender a dançar, matricule-se em uma escola de dança.

Não espere para correr atrás dos seus desejos mais íntimos. Vá!

É o processo que leva ao orgasmo, não o compromisso com ele.

É fundamental decodificar suas dores e seus amores e assim fazer emergir a estranha força que todos têm, e que eventualmente está escondida, à espera do despertar.

Eu vi um menino correndo
E vi o tempo brincando ao redor do caminho daquele menino.
Eu pus os meus pés no riacho
E acho que nunca os tirei
O sol ainda brilha na estrada e eu nunca passei.

Eu vi a mulher preparando outra pessoa
O tempo parou pra eu olhar para aquela barriga
A vida é amiga da arte
É a parte que o sol ensinou
O sol que atravessa essa estrada que nunca passou.

Por isso uma força me leva a cantar
Por isso essa força estranha no ar
Por isso é que eu canto
Não posso parar
Por isso essa voz tamanha

FORÇA ESTRANHA — Caetano Veloso

CONHEÇA MAIS
SOBRE O AUTOR

Dr. Malcolm Montgomery

- Médico ginecologista e obstetra (Faculdade de Medicina de Jundiai, 1977). Residência médica (Maternidade São Paulo, 1978-79).

- Ginecologista do Hospital Israelita Albert Einstein (selo de qualidade Joint Comission).

- Título de especialista em Ginecologia e Obstetrícia pela Federação Brasileira das Sociedades de Ginecologia e Obstetrícia (Febrasgo).

- Membro efetivo da International Society of Psychosomatic Obstetrics and Gynaecology (ISPOG).

- Formação em Medicina Psicossomática no Instituto de Psicossomática de São Paulo pela Associação Brasileira de Psicossomática.

- Professor do Departamento de Ginecologia e Obstetrícia da Faculdade de Medicina do ABC (São Paulo) e da Faculdade de Psicologia da Unip — Universidade Paulista, de 1980 a 2002.

- Ex-presidente da comissão nacional especializada em Psicossomática da Febrasgo, coordenador de cursos e conferências em todo o Brasil.

- Coordenador do Programa Comunitário em Saúde Sexual e Reprodutiva da Mulher pela Sociedade Brasileira de Reprodução Humana (Sbrash).

- Membro da Comissão de Saúde da Mulher da Associação Brasileira de Medicina Psicossomática — Regional São Paulo.

- Ex-delegado da Sociedade Brasileira de Sexualidade Humana (Sbrash).

- Membro do Conselho Cientifico e Editorial das revistas especializadas *Femina* (Febrasgo), *Reprodução e climatério* (SBRH e Sobrac), *Gina* (Hospital Mater Dei, BH), *Revista Brasileira de Sexualidade* (Sbrash).

- Delegado de São Paulo da Sociedade Brasileira de Ginecologia Endócrina (Sobrage).

- Nos meios de comunicação, é consultor de várias revistas femininas, foi consultor e entrevistador do programa "Saúde", da TV Cultura de São Paulo — Fundação Padre Anchieta Centro Paulista de Rádio e Televisão Educativos.

- Autor de vários livros e publicações na área de ginecologia, obstetrícia, reprodução e sexualidade humana.

- Autor do livro *Mulher*, cujos direitos autorais foram adquiridos pela Rede Globo de Televisão e foi utilizado como referência do seriado "Mulher" — do qual foi consultor e supervisor.

- Autor de vários livros e publicações na área de ginecologia, obstetrícia, reprodução e sexualidade humana: O *novo pai*, *Toques ginecológicos*.

Para mais informações acesse o site: *www.drmm.com.br*